JN063007

新 電磁波・化学物質過敏症対策

［克服するためのアドバイス］

■

加藤やすこ・著／出村　守・監修

緑風出版

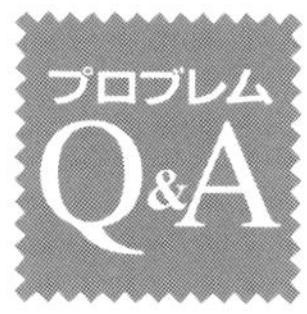

目次

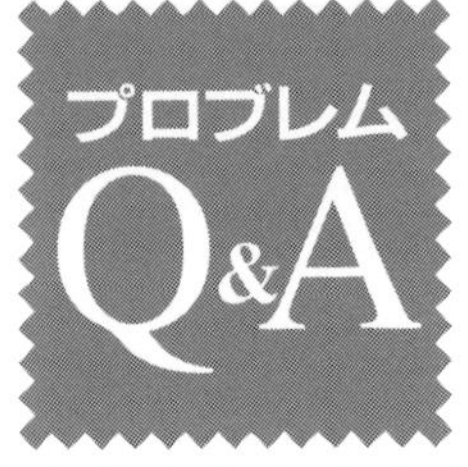

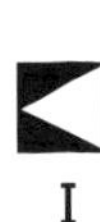

Ⅰ 電磁波・化学物質過敏症とは何か

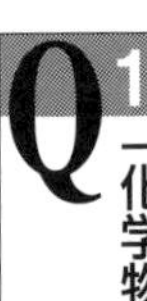
Q1 「化学物質過敏症」とはどんな病気ですか？ 12
最近よく「化学物質過敏症」という病名を耳にします。どんな化学物質に反応し、どんな症状が出るのでしょうか。治療法はあるのでしょうか。

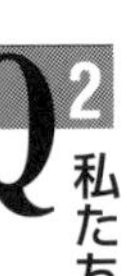
Q2 私たちの周りにはどんな化学物質があるのですか？ 16
消臭剤や殺虫剤、化粧品など、化学物質を使った製品はたくさんあります。これらの製品から揮発する化学物質は、私たちの体にどんな影響を与えるのでしょう。

Q3 「電磁波過敏症」とはどんな病気ですか？ 23
電磁波過敏症になると、どんな症状が現れるのでしょうか？ 発症者は症状以外だけでなく、経済的・社会的な不利益を受けているのですか。

Q4 私たちはどんな電磁波に囲まれているのですか？ 29
家電や照明、携帯電話やスマホなど、電磁波発生源に囲まれていますが、発生している電磁波の種類と特徴を知って、被曝を予防しましょう。

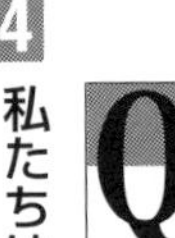
Q5 電磁波過敏症の診断方法は確立していますか？ 41
電磁波過敏症を確実に診断できる検査方法を探そうと、各国の研究者が調査を進めています。これまでに、どのような方法が検討されてきたのでしょうか。

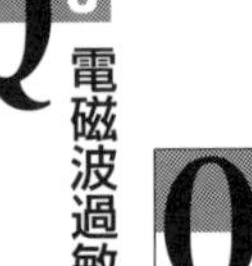
Q6 電磁波過敏症の診断、治療のガイドラインはあるのですか？ 48
症状を改善するには、どんな治療や対策が必要なのですか。医師会などは、この病気についてどのような見解を持っているのでしょう。

Q7 化学物質過敏症や電磁波過敏症は障害なのですか？ 53
障害者差別解消法では、障害に基づく合理的配慮を求めることができます。化学物質過敏症や電磁波過敏症も、障害と言えるのでしょうか。

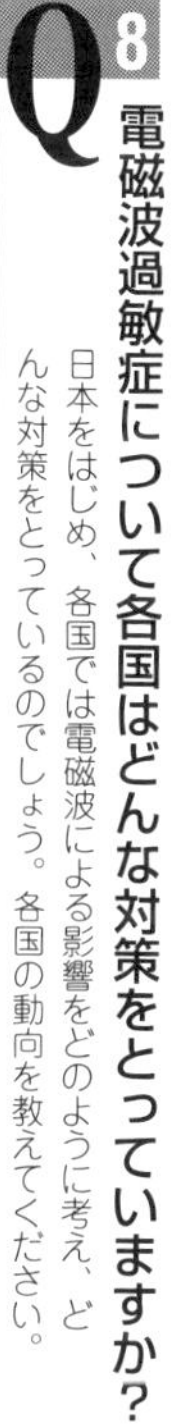
Q8 電磁波過敏症について各国はどんな対策をとっていますか?
日本をはじめ、各国では電磁波による影響をどのように考え、どんな対策をとっているのでしょう。各国の動向を教えてください。 60

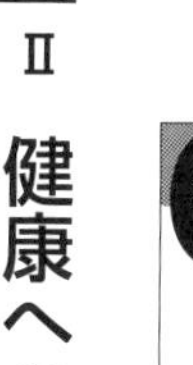

Ⅱ 健康への影響と対策

Q9 電磁波に被曝するとどんな変化が起きるのでしょうか?
人間の体にも電気が流れているって本当ですか? 私たちの体は、ごく微量の電気や化学物質を、細胞間のコミュニケーションに利用しています。どのような電気信号を使っているのでしょうか。 66

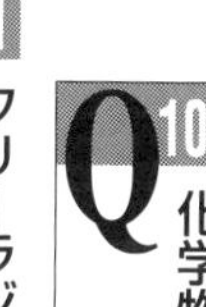
Q10 化学物質や電磁波に曝されると、フリーラジカルが発生するのですか?
生体組織にとって有害なフリーラジカルは、化学物質や電磁波が多いとさらに増えるのでしょうか。フリーラジカルを減らすことはできますか。 71

Q11 フリーラジカルを減らすビタミンやミネラルについて教えてください。
フリーラジカルを抑制するには抗酸化栄養素が必要ですが、具体的にどんなビタミンやミネラルを摂取すればいいのですか。どんな食品に含まれていますか。 76

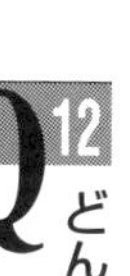
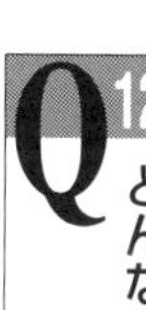
Q12 どんなミネラルが体内で不足しているのか、調べることはできますか?
電磁波に被曝すると、体内のミネラルバランスが狂うことはわかりました。体内のミネラル量を調べ、過不足を適切に補うには、どうしたらいいですか。 83

Q13 体調を快復させるために、アミノ酸も摂取した方がいいのでしょうか?
アミノ酸を摂ると体にいい、という話をよく聞きます。電磁波過敏症や化学物質過敏症の症状を緩和するためにも、アミノ酸は必要なのですか。 87

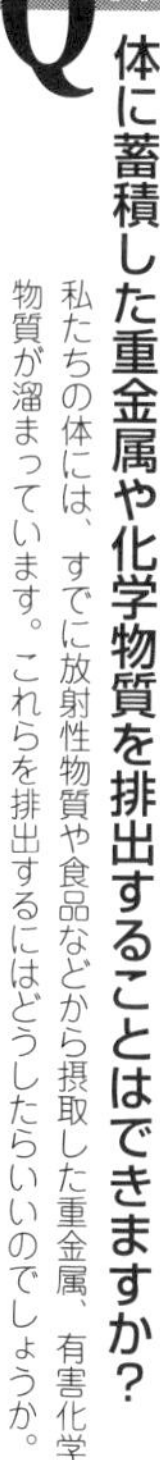
Q14 体に蓄積した重金属や化学物質を排出することはできますか?
私たちの体には、すでに放射性物質や食品などから摂取した重金属、有害化学物質が溜まっています。これらを排出するにはどうしたらいいのでしょうか。 91

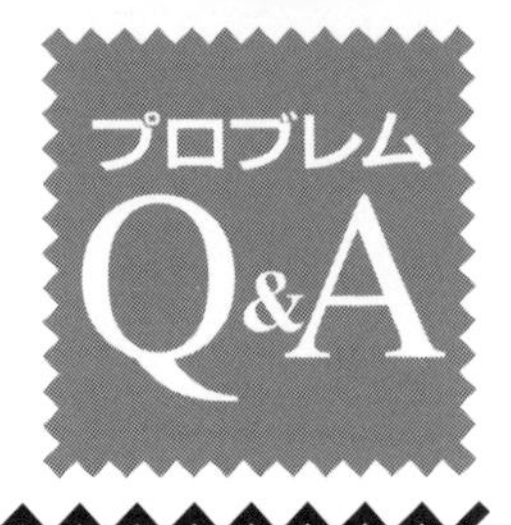

Ⅲ 過敏症に効く代替医療

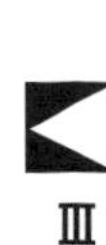

Q15 過敏症に効果のある代替医療には、どんなものがありますか？
欧米では代替医療が注目を集めているそうですが、電磁波過敏症や化学物質過敏症に効く代替医療もあるのですか。日本でもそのような治療は受けられますか。 98

Q16 鍼灸や気功などの代替医療も過敏症の治療に役立つのでしょうか？
古くから伝わる鍼灸や気功などを使って、過敏症の症状を改善することはできるのでしょうか。自宅でも簡単にできる呼吸法について教えてください。 104

Q17 温泉や入浴で体調が改善すると聞きましたが、効果はあるのでしょうか？
病院などで、化学物質過敏症を治すために入浴療法を薦められますが、入浴にはどんな効果があるのでしょうか。電磁波過敏症にも効きますか。 108

Ⅳ 化学物質のリスクと対策

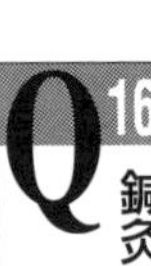

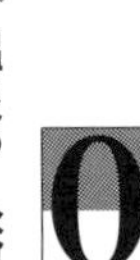

Q18 化学物質過敏症になると、食物アレルギーにもなりやすいのですか？
化学物質過敏症患者の多くが悩まされている食物アレルギー。食べられる食材がどんどん減少していく人もいます。どんな治療法があるのでしょう。 112

Q19 加工食品に使われている食品添加物にはどんな有害性があるのですか？
ほとんどの加工食品には食品添加物が含まれています。これらの食品添加物を摂取すると、私たちの体にどんな影響が現れるのでしょうか。 117

Q20 スーパーで売られている野菜は、農薬で汚染されているのでしょうか？
大半の農産物は、農薬や化学肥料を使って生産されています。これらの化学物質も人体に悪い影響を与えるのでしょうか。有機野菜との違いは何ですか。 119

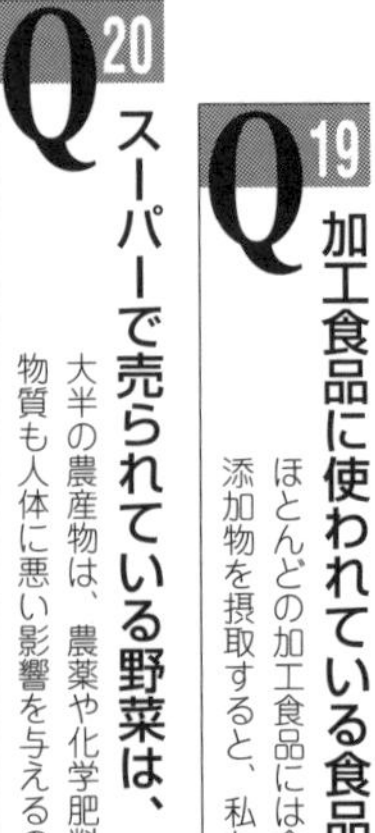

Q21 飲料水にはどんな有害物質が含まれているのでしょうか？
化学物質過敏症になってから水道水を飲むと、口の中の粘膜や皮膚が腫れ、飲むことも手を洗うこともできなくなりました。残留塩素が原因なのでしょうか。 123

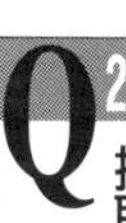

Q22 摂取した方がよい油と、避けた方がよい油があるのですか？
毎日の食事の中で、私たちはさまざまな油を摂取しています。体によい油と、悪影響を与えるものがあるそうですが、どんな油を摂ったらいいですか。 127

Q23 化学物質のリスクはどうやって調べたらいいですか？
学校や職場、自宅の工事などで使う建材から発生する化学物質や、柔軟剤などに含まれる化学物質を調べるには、どうしたらいいのでしょうか。 130

Q24 衣類に着く香料の有害性と、安全な洗濯方法を教えてください。
化学物質過敏症になると、石油系溶剤で洗うドライクリーニングは利用できなくなります。とくに布団などは、洗剤臭が付着するのではないかと心配です。 136

Q25 新型タバコから発生する化学物質も危険なのでしょうか？
化学物質過敏症患者にとって、タバコの煙は症状を引き起こす大きな原因です。新型タバコは、従来の紙巻きタバコよりも安全なのでしょうか。 145

Q26 安全な家を建てるには、どんな点に注意したらいいでしょう。
シックハウスをリフォームしたり、安心して暮らせる家を建てるには、どんな点に気をつけたらいいのでしょう。また、良い業者を選ぶコツはありますか。 152

Q27 換気方法のタイプや空気清浄機について教えてください。
建築基準法の改正で機械換気が義務づけられましたが、どんな換気方法があるのですか。室内の空気をきれいにするため、空気清浄機も買った方がいいのですか。 158

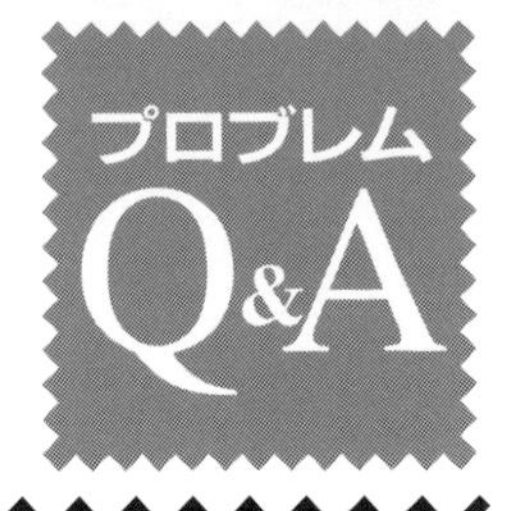

V 電磁波対策

Q28 電磁波過敏症を予防したり、症状を改善する方法はありますか？ ―― 164
予防し症状を軽くするための電磁波対策として、どのような方法があるのでしょうか。医師や研究者が推奨している方法があれば教えてください。

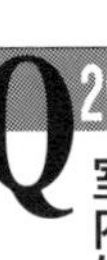
Q29 室内に侵入する高周波電磁波を避けるにはどうしたらいいのですか？ ―― 170
携帯電話基地局やW-i M a xなどさまざまな電磁波発生源があり、これらの電磁波に曝されています。被曝を防ぐことはできるのでしょうか。

Q30 家電からはどのような電磁波が発生しているのでしょうか？ ―― 174
電磁波過敏症になると、家電製品から発生する電磁波にも反応します。安全な製品を探し、被曝量を減らす設置場所・使用方法を考えてみましょう。

Q31 電磁波対策をする際、どのような点に注意したらいいでしょう？ ―― 183
家の中にも屋外にも、さまざまな電磁波発生源があります。どのような対策をすれば、電磁波を減らして安全な環境にすることができますか。

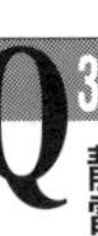
Q32 静電気も避けたほうがいいのでしょうか？ ―― 188
電磁波過敏症になると、合成繊維の服で不快感を感じ、化繊のミシン糸が触れる部分が痒くなったりします。静電気の影響なのでしょうか。

Q33 太陽光発電やスマートメーターも避けた方がいいですか？ ―― 193
太陽光発電を設置すると、電磁波過敏症の症状は悪化しますか。スマートメーターを避けたい場合は、どうしたらいいでしょうか。

Q34 過敏症になると、低周波音にも反応するのでしょうか？ ―― 197
私たちの周りには、エアコン室外機、エコキュートやエネファームなどのヒートポンプ給湯器があり、大規模な風力発電施設も増加しています。

Q35 第5世代移動通信（5G）が始まると、被曝量は増えますか？

二〇一九年秋から5Gのプレサービスが始まりました。今までよりも高い周波数帯や通信方法を使い、健康や環境に深刻な影響を与えると懸念されています。

203

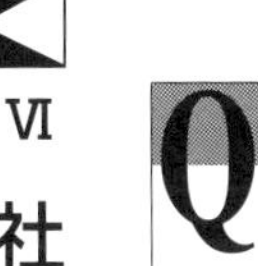

Ⅵ 社会的な対策

Q36 携帯電話基地局の設置を防ぐにはどうしたらいいですか？

住宅地や学校周辺にも携帯電話基地局が建てられ、第5世代移動通信システムが始まれば、基地局がますます増加します。建設を止めることはできるのでしょうか。

212

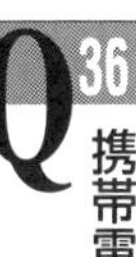

Q37 外出する際は、どのような電磁波・化学物質対策をすればいいですか？
外出すると、さまざまな化学物質や電磁波にさらされ、体調が悪くなります。少しでも楽に過ごすには、どうしたらいいでしょうか。
222

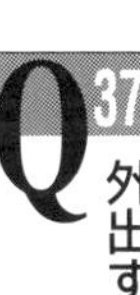

Q38 学校に過敏症対策を理解してもらうには、どうしたらいいですか。
化学物質過敏症は病名として認められましたが、学校現場では十分に理解されていません。適切な対応をとった事例はありますか。
236

Q39 過敏症の子どもたちは、どんな問題に苦しんでいるのでしょうか？

学校にある、どのような環境因子が、子どもに影響を与えるのでしょう。学校側の理解と協力で、通学できるようになった例もあると聞きますが。

246

Q40 シックスクールで困っている教師もいるのでしょうか？
子どもたちだけでなく、化学物質過敏症や電磁波過敏症を発症した教師も、学校環境が原因で症状に悩まされています。具体的な例を紹介します。
256

Q41 自然災害に備えてどのような対策が必要ですか？

過敏症発症者は、地震や台風、水害などの自然災害に備えて、どのような対策が必要なのでしょうか。被災時には、どんな対策が必要ですか。

261

注意！

本書は、著者の電磁波過敏症や化学物質過敏症の治療経験や過敏症患者、医療関係者、建築関係者への取材をもとに執筆されました。実際に治療に効果のあった、または治療効果が高いと思われる治療法や対策を紹介していますが、電磁波過敏症や化学物質過敏症は個人差の大きい病気なので、全ての人にとって効果があるかどうかわかりません。

本書の内容はアドバイスとして受け止め、紹介された治療法を実践されるときは、主治医にご相談の上、自己責任で行なってください。

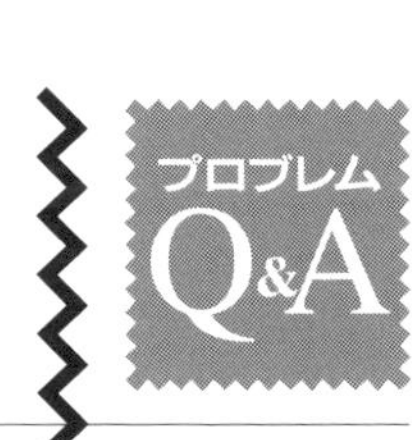

I

電磁波・化学物質過敏症とは何か

Q1 「化学物質過敏症」とはどんな病気ですか？

最近よく「化学物質過敏症」という病名を耳にします。どんな化学物質に反応し、どんな症状が出るのでしょうか。治療法はあるのでしょうか。

化学物質に囲まれた暮らし

化学物質過敏症とは、ppm（ピーピーエム、〇・〇〇〇一％）やppb（ピーピービー、〇・〇〇一ppm）単位の微量な化学物質に曝露（さらされること）しただけで、頭痛や倦怠感、吐き気などさまざまな症状が現れる病気です。

人間はこれまでに一億三八〇〇万種以上の化学物質を開発し、水や空気、土壌を汚染してきました。その上毎年、数千種類の化学物質が新たに開発されています。私たちの生活環境にも、生体組織に悪影響を与えるさまざまな有害化学物質があふれ、生活環境や産業で使用される化学物質は約七万種を超えています。殺虫剤やガーデニング用の除草剤、洗濯用の合成洗剤、ワックス、タバコ、衣類用防虫剤、消臭剤など、数え上げたらきりがありません。食物は残留農薬や食品添加物（着色料、香料など）で汚

シックハウス症候群

防蟻剤や接着剤、塗料などから発生する揮発性有機化合物（ＶＯＣ）によってダメージを受け、住人に皮膚のかゆみ、粘膜の刺激感や乾燥などの症状が現れること。発症をきっかけに、多様な化学物質に過敏に反応する多種化学物質過敏症になるケースもある。

ホメオスタシス

免疫系が乱れるとアレルギー症状が起きやすくなり、内分泌（ホルモン）系が乱れると、子宮内膜症や精子数の減少につながる。自律神経系

染され、水には環境ホルモンや塩素が混入し、空気には排気ガスから発生する一酸化炭素や窒素酸化物が含まれています。

しかも私たちは、これらの化学的ストレスだけでなく、パソコンや携帯電話から発生する電磁波などの物理的ストレスや、職場や学校で受ける精神的ストレス、ウィルスや花粉などの生物的ストレスに曝されているのです。体には、ストレスを受けてもそのダメージを修復して正常な活動を維持しようとするホメオスタシス（生体恒常性維持機能）があります。ホメオスタシスは、「免疫系」「自律神経系」「内分泌系（ホルモン）」という三つの柱から構成されていますが、何度もダメージを受けると、これらの機能もしだいに弱って、やがて十分に働かなくなります（図1-1）。化学物質をはじめ、複合的なストレス汚染に曝され続けた結果、ストレスの総量が許容量を超えてしまうと、微量の化学物質や電磁波に反応するようになると考えられています（図1-2）。

化学物質過敏症の治療法と予防法

化学物質過敏症を治すには、これらのストレスをできるだけ減らす必要があります。農薬を避けるために有機栽培された野菜を食べ、電磁波の

図1-1　体の内部環境の安定とその異常

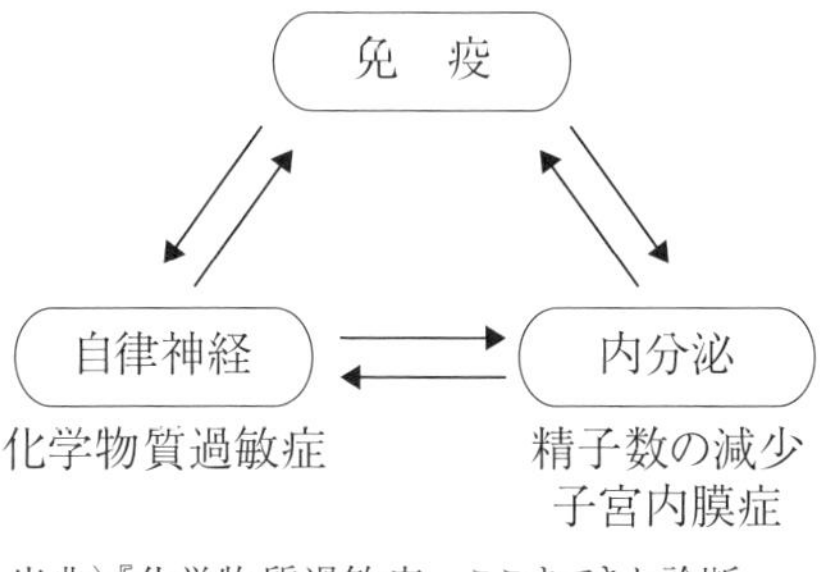

アレルギー
免　疫
自律神経
内分泌
化学物質過敏症
精子数の減少
子宮内膜症

出典）『化学物質過敏症　ここまできた診断治療・予防法』（かもがわ出版）

は化学物質の影響を受けやすくなる。ストレスを受けると、神経系は内分泌系にホルモンを分泌するよう指令を出す。ストレス刺激によってホルモンが過剰に分泌されるので、免疫系のバランスも崩れてしまう。ホメオスタシスを支える三つの柱は、密接に結びつき、一つが崩れると他の柱も正常に機能しなくなる。

被曝量（ひばくりょう）を減らし、精神的なストレスを少なくするためにリラックスする時間を増やし、ウィルスやカビもできるだけ避けます。また、体に蓄積した有害化学物質や環境ホルモン、重金属を排出し、生体機能を維持するのに必要な必須（ひっす）ミネラルやビタミンを補い、免疫力が上がるようにします。

まず、身の回りにある有害化学物質を取り除きましょう。すでに発症（はっしょう）している人は症状を改善できますし、まだ発症していない人にとっては病気の予防につながります。「化学物質過敏症を発症していない」というのは、「化学物質汚染なんて、私には関係のないこと」という意味ではありません。カナダでは、化学物質や電磁波などの環境因子に敏感な人を「環境過敏症」と呼び、発症者は人口の三％と考えられています。カナダ人権委員会の報告書『環境過敏症に関する医学的全体像（Medical perspective on Environmental sensitivity 二〇〇七年発表）』では、発症者へ配慮することは環境を改善して他の人が発症するのを防ぐだろう、と示しています。化学物質がいつ、その人の許容量を超えるのかは、誰にもわかりません。生活環境から化学物質の総量を減らしていくことは、化学物質過敏症患者だけでなく、まだ発症していない人にとっても有益なことなのです。

図1-2　化学物質過敏症の発症の仕組み

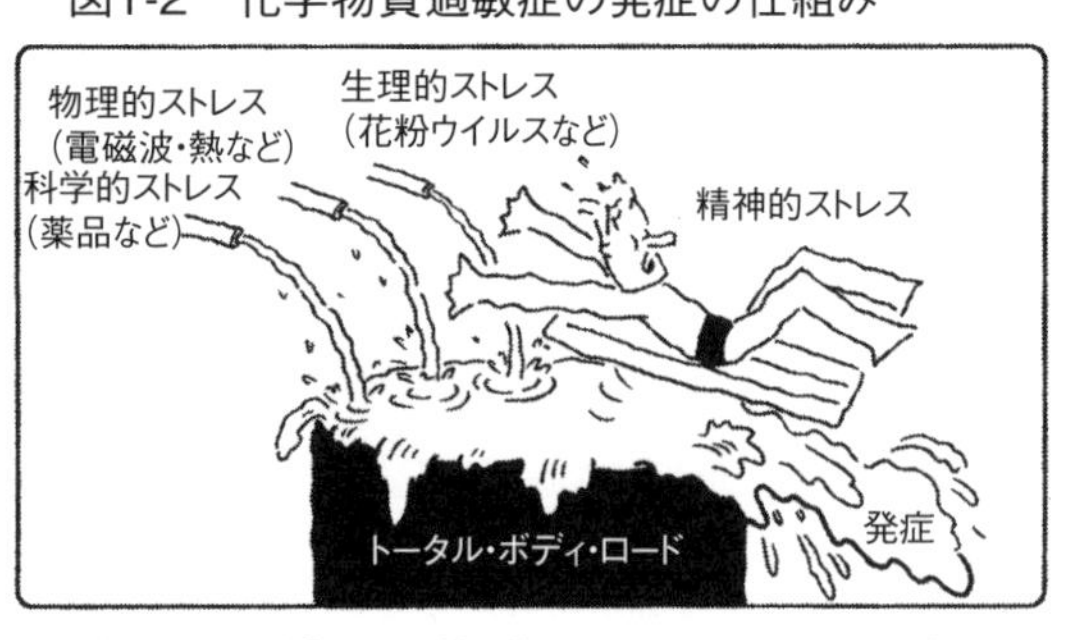

出典）宮田幹夫著『化学物質過敏症　忍び寄る現代病の早期発見と治療』保健同人社

表1-1　化学物質過敏症の主な症状

目	目がかすむ、視力が落ちる、物が二つに見える、目の前に光が走るように感じる、まぶしい、眼がチカチカする、目が乾く、涙が出やすい、目がかゆい、目が疲れるなど
鼻	鼻水が出る、鼻が詰まる、鼻がかゆい、鼻が乾く、鼻の奥が重い、後鼻腔に何か流れる感じがする、鼻血が出る
耳	耳鳴りがする、耳が痛い、耳がかゆい、音が聞こえにくい、音に敏感になった、耳の中がぼうっとする感じがするなど
口やのど	口やのどが乾く、涎が出る、口の中がただれる、食べ物の味がわかりにくい、金属の匂いがする、のどが痛い、のどがつまる、ものが飲み込みにくい、声がかすれるなど
消化器	下痢や便秘を起こす、むかむかして吐き気がする、お腹がはる、お腹に圧迫感を感じる、お腹が痛くなったり、痙攣が起きる、空腹感がある、げっぷやおならがよく出るなど
腎臓・泌尿器	トイレが近くなる、尿がうまく出ない、尿意を感じにくくなる、夜尿症になる、性的な衝動が低下するなど
呼吸器・循環器	せきやくしゃみがでる、呼吸がしにくい、呼吸が短くなったり呼吸回数が多くなる、胸が痛む、不整脈になる、血圧が変動しやすい、皮下出血を起こす、むくみができるなど
皮膚	湿疹・じんま疹・赤い斑点が出やすい、かゆい、ひっかき傷ができやすい、汗の量が多い、皮膚が赤くなったり青白くなったりしやすい、光の刺激に対して過敏になる
筋肉・関節	筋肉痛がある、首や肩が凝る、関節が痛む、関節が腫れる
産婦人科関連	のぼせたり顔がほてったりする、汗が異常に多くなる、手足が冷える、おりものが増える、生理不順になるなど
精神・神経	頭が痛くなったり重くなったりする、手足がふるえたり痙攣したりする、うつ状態や躁状態になる、不眠になる、気分が動揺したり精神的に不安定になるなど
その他	貧血を起こしやすくなる、甲状腺機能障害を起こす

参考文献）宮田幹夫著『化学物質過敏症　忍び寄る現代病の早期発見と治療』（保健同人社）

Q2 私たちの周りにはどんな化学物質があるのですか？

消臭剤や殺虫剤、化粧品など、化学物質を使った製品はたくさんあります。これらの製品から揮発する化学物質は、私たちの体にどんな影響を与えるのでしょう。

室内の中の有害化学物質

私たちの体は、飲食や皮膚を通じて化学物質を毎日取り込んでいますが、最大の摂取（せっしゅ）ルートは「呼吸」だと言われています。一日の摂取量の六割は、呼吸を通じて室内空気から取り入れているという報告もあります。表2―1に示したように、室内にはさまざまな化学物質発生源があります。これらの化学物質は室内の空気を汚染し、健康被害を引き起こします。建材（けんざい）だけでなく、合成洗剤やワックス、化粧品、タバコの煙なども、空気汚染の原因になるのです。

例えば、衣類用防虫剤やトイレ用防臭剤に使われているパラジクロロベンゼンは、目、鼻、のどを刺激するほか、中枢神経を抑制し、腎臓や肝臓障害も起こすといわれています。厚生労働省は、空気中の濃度を〇・〇四

表2-1　身の回りにある化学物質発生源

製品	主な化学物質とからだへの影響
殺虫剤	ジクロルボス：神経毒性が強く、縮瞳、頭痛、息苦しさの原因になり、免疫を抑制。催奇形性あり
除草剤	パラコート：頭痛やめまい、腎炎、白内障を引き起こす。急性毒性が強く、死亡事故も数多く報告されている
トイレ用芳香剤	パラジクロロベンゼン：目や鼻、のどを刺激し、頭痛やめまいの原因になる。衣類用防虫剤にも使われている
防虫剤	ピレスロイド系：無臭だが、目、鼻、喉などを刺激し、吐き気、めまい、頭痛を引き起こす
洗濯用洗剤	蛍光増白剤：白くなったように見せかける染料。発ガンやアレルギーの原因になるものがある
台所用洗剤など	直鎖アルキルベンゼンスルホン酸ナトリウム（LAS）：タンパク質を変性し、手荒れやアレルギーを起こす
柔軟剤	陽イオン界面活性剤：繊維に付着し、帯電防止、柔軟性、殺菌性を与えるが、皮膚・呼吸器を刺激し、皮膚常在菌を殺し、皮膚のバリア機能を低下させる
シャンプー・リンス	クロラミンT：皮膚、粘膜を刺激しアレルギー症状を起こす。血液に入ると、全身に毒性が及ぶ怖れがある
薬用石けん	ヘキサクロロフェン：皮膚に吸収され、顔面色素沈着を起こすこともある。乳幼児は、皮膚に吸収されやすい
ヘアダイ	アミノフェノール：染毛剤。皮膚に激しい刺激を与え、皮膚炎、発熱、ぜん息の原因になる。発ガン性の疑いが強い
家具	ホルムアルデヒド：皮膚、粘膜、目を刺激し、痛みや倦怠感を起こす。発ガン性があり、慢性的な曝露は危険
塩ビクロス（壁紙）	フタル酸ジ－2－エチルヘキシル：環境ホルモンで、発ガン性もある。塩ビクロスを貼るために使う接着剤も有害
床用ワックス	リン酸トリブトキシエチル：有機リン系化合物。神経毒性があり、多動障害や麻痺の原因になる
防蟻剤	フェノブカルブ：粉塵などを吸入すると、頭痛、めまい、吐き気、腹痛、呼吸障害、気管支喘息を起こす
接着剤	トルエン：希釈剤として使われている。目やのどを刺激し、吐き気や疲労感を起こす。長期間曝露で頭痛や不整脈に
プラスチック製品	ビスフェノールA：塩ビやプラスチック製品に添加剤として使われている。環境ホルモンの疑いあり

参考文献）『アレルギー危険度チェックブック』（情報センター出版局）
『週刊金曜日（NO.487）』（金曜日）

ppm以下になるよう指針値をだしていますが（表2-2参照）、トイレ用防臭剤を置くと、室内の濃度は数時間で指針値を超えてしまいます。学校や公共施設、病院でさえ、通称「トイレボール」と呼ばれるパラジクロロベンゼン入りの防臭剤を使用しているところが、まだたくさんあります。

生活環境にパラジクロロベンゼンがあったらすぐに処分しましょう。

タバコも有害な化学物質を発生させます。煙の中に約四〇〇〇種類の有害化学物質があり、なかには、ダイオキシンなどの発ガン性物質や発ガン促進物質が約二〇〇種類も含まれています。化学物質過敏症患者にとってタバコの煙はたいへん危険で、大勢の患者がタバコの煙に苦しんでいます。ほんの少し吸い込んだだけでも、心臓への圧迫感を感じ、呼吸が苦しくなり、鼻血が出たりします。

二〇〇三年五月に健康増進法が施行され、飲食店や事務所、劇場、病院など大勢の人が集まる場所では、受動喫煙（じゅどうきつえん）を防ぐよう求められました。二〇一〇には公共空間では「原則として全面禁煙であるべき」であり、「少なくとも官公庁や医療施設においては、全面禁煙にすることが望ましい」と、各都道府県知事に通達しました。しかし、職場が分煙されても、タバコの煙が漏れてくるような不十分な分煙であったり、職場での受動喫煙が

「低ホルムアルデヒド」は安全？

ホルムアルデヒドの指針値が出てから、家具メーカーや建材メーカー、ハウスメーカーも、「低ホルムアルデヒド」をうたった商品を売り出している。しかし、これは「以前の商品に比べると、濃度が低い」という程度の意味で、「低濃度だから安心」とは言えない。合板の家具や建材は、何らかの化学物質を使っているので、ムク材やラタンなどの方が安心だろう。化学物質が使われているかどうか調べるために、安全データシート（SDS）を取り寄せて確認するとい い。

μgとppmの違いは？

μgは重さを示す単位で、ppmは容量を示す。一ppmは〇・〇〇〇一％、一μgは〇・〇〇〇〇〇一g。

表2-2　揮発性有機化合物（VOC）の指針値

これらの指針値以下でも症状は発生する。厚生労働省のホームページにも「この値までは良いとするのではなく、指針値以下がより望ましい」と記されている。

VOC	室内濃度指針
ホルムアルデヒド	100　μg/m³（0.08ppm）
トルエン	260　μg/m³（0.07ppm）
キシレン	200※　μg/m³（0.20ppm）
パラジクロロベンゼン	240　μg/m³（0.04ppm）
エチルベンゼン	58※　μg/m³（0.88ppm）
スチレン	220　μg/m³（0.05ppm）
クロルピリホス	1　μg/m³（0.07ppb）、ただし小児の場合は0.1　μg/m³（0.007ppb）
フタル酸ジ－n－ブチル	17※　μg/m³（0.02ppm）
テトラデカン	330　μg/m³（0.04ppm）
フタル酸ジ－2－エチルヘキシル	100※　μg/m³（7.6ppb）
ダイアジノン	0.29 μg/m³（0.02ppb）
アセトアルデヒド	48　μg/m³（0.03ppm）
フェノブカルブ	33　μg/m³（3.8ppb）
総揮発性有機化合物(TVOC)	暫定目標値　400　μg/m³

※：改定案
参考：厚生労働省第21回シックハウス（室内空気汚染）問題に関する検討会

単位換算表

1mg	（ミリグラム）	0.001g	10^{-3}kg
1μg	（マイクログラム）	0.001mg	10^{-6}kg
1ng	（ナノグラム）	0.001μg	10^{-9}kg
1pg	（ピコグラム）	0.001ng	10^{-12}kg

1ppm	（ピーピーエム）	0.0001%
1ppb	（ピーピービー）	0.001ppm

原因で化学物質過敏症になる人がその後も発生していました。

二〇一八年に健康増進法が一部改正され、二〇二〇年四月から屋内の喫煙が原則として全面禁止になります。ただし、住宅やホテルの客室、老人福祉施設の個室などは規制の対象外で、喫煙が認められます。住宅地やマンションなどでは、今後も受動喫煙が続くかもしれません（タバコについてはQ25参照）。

合成洗剤や柔軟剤の香料（ＶＯＣ）も問題になっています。二〇一三年に国民生活センターは、柔軟剤の香料による健康被害の訴えが多いことを指摘し、業界団体に配慮を求めています（柔軟剤についてはQ24参照）。

このように生活環境には様々な化学物質があふれていますが、化学物質過敏症の症状を軽くするには、生活環境にある化学物質の発生源をできるだけ減らし、空気質を改善しなくてはいけません。電磁波過敏症から化学物質過敏症を併発する人もいるので、電磁波にしか反応しなくても、室内空気を改善する必要があります。

屋外の有害化学物質

屋外にも、さまざまな汚染物質があります。自動車の排気ガスからは、窒素酸化物や硫黄酸化物、一酸化炭素や鉛などの重金属も発生しています。
ガソリンや溶剤に含まれるＶＯＣは、排気ガスに含まれる窒素酸化物と紫外線で科学反応を起こし、光化学スモッグや浮遊粒子物質（ＰＭ２・５など）を作り出し、呼吸器疾患を増やします。アメリカ海洋大気庁（ＮＯＡＡ）のブライアン・マクドナルド博士らは、排気ガスの規制が進んだ一方で、殺虫剤や印刷インク、ペンキ、接着剤、化粧品などから発生する石油系化学製品から発生するＶＯＣが増加し、屋内のＶＯＣ濃度は屋外より約七倍高いと報告しています。

また、農薬も化学物質過敏症患者に深刻な影響を与えています。空気のよい環境を求めて地方へ行ったのに、農薬に曝露し、かえって体調を崩してしまう人も多いのです。

有機リン系の殺虫剤（パラチオン、マラチオン、ダイアジノンなど）は神経毒性があり、粘膜や皮膚から吸収され、神経障害を起こします。中枢神経や末梢神経が麻痺するか死滅するまで、異常な神経伝達物質を発生させ続けるのです。ヒ素系除草剤は、貧血、感覚器官の神経障害、ガンを引き起こします。殺菌薬（キャプタン、ベノミルなど）は生殖器の障害を起こします。

残念なことに、単位面積で比較すると、日本は世界一農薬を使用している国です。農薬は空気だけでなく、土壌や水を汚染します。しかも、農地だけでなく、市街地でも街路樹や公園などに散布されているのです。農薬による健康被害と環境汚染を減らすには、安易な使用や過剰散布を規制するような法整備が必要でしょう。

Q3 「電磁波過敏症」とはどんな病気ですか？

電磁波過敏症になると、どんな症状が現れるのでしょうか？　発症者は症状以外だけでなく、経済的・社会的な不利益を受けているのですか。

増加する電磁波過敏症

電磁波過敏症の有病率は、スウェーデン、イギリス、アイルランド、ドイツ、オーストリア、スイス、アメリカのカリフォルニア州などで調査されています（表3－1）。調査方法は異なりますが。年を追うごとに増加しているように見えます。

北條祥子博士らは、日本の有病率を三・〇～五・七％と推計しています。発症した経緯を見ると、化学物質過敏症やシックハウス症候群から電磁波過敏症を併発した人が約五三・七％、電磁波過敏症から化学物質過敏症を併発した人が約一四・八％、電磁波過敏症のみ発症している人が約一八・五％、どちらが先かわからない人が約一二・九％でした。化学物質過敏症との併発率は約八割で、電磁波過敏症患者の多くが、電磁波と化学物質の

ＷＨＯ事務局長も発症

世界保健機関（ＷＨＯ）元事務局長で、元ノルウェー首相でもあるグロ・ハルレム・ブルントラントさんも、タグブラデット紙（二〇〇二年三月九日付）のインタビューで、電磁波過敏症を発症していることを明らかにしている。

両方に苦しんでいることがわかります。

台湾では、電磁波過敏症の有病率は一三・三%と報告されています。「特に重症」は一・三%、「重症」三・二%、「中程度」七・五%、「軽傷」一・二%でした。過敏症の症状は個人差があり、フルタイムで働ける人もいれば、自宅から出られないほどの重傷者もいます。台湾のように、症状の重さで評価することも必要かもしれません。

カリフォルニア州で一九九八年に、約二〇〇〇人を対象に行なわれた電話調査では、三・二%が電磁波に敏感と答えていますが、人種別に見ると、黒人や白人、ヒスパニック以外の人の有病率が高いことがわかりました。カリフォルニアでは、このようなグループはアジア系だそうですが、白人より四・九倍も高い点が気がかりです。

なお、スウェーデンでは電磁波過敏症を障害として認め、障害者を支援する法律で認められた範囲で、電磁波過敏症発症者もケアを受けてきました。しかし、二〇〇〇年の北欧閣僚会議（フィンランド、スウェーデン、ノルウェー）で、電磁波過敏症を病気として認めることが採択されました。

世界保健機関（ＷＨＯ）は、「国際疾病分類（ＩＣＤ）」を発表し、各国の病気や怪我、死因を分類し、統計をとれるように、国際的に統一したコード番

化学物質過敏症のＩＣＤコード
化学物質過敏症を病名として認めているのは日本を含めて三カ国だけだ。日本ではＩＣＤ10コードＴ６５９「詳細不明の物質の毒作用」として、保険診断名に記載された。

アンケート結果が発表された学術誌
Yasuko Kato, Olle Johansson "Reported functional impairments of electrohypersensitive Japanese : A questionnaire survey" Pathophysiology 19 (2012) 95-100

号を振り当てています。北欧閣僚会議では、電磁波過敏症にＩＣＤ10コードＲ68・8「そのほかの明示された全身症状と徴候」を用いることにしました。

ちなみに、ヨーロッパ環境医学アカデミー（ＥＵＲＯＰＡＥＭ）は、独自の診断治療ガイドラインや予防策を発表し、ＩＣＤに化学物質過敏症や慢性疲労症候群、線維筋痛症、電磁波過敏症などの、環境因子に誘発された慢性多系統疾患のためのコードを作ることを求めています。電磁波過敏症がＩＣＤに記載されれば、国際的に病気として認められるようになります。

またＥＵＲＯＰＡＥＭは、ＩＣＤ10コードＴ66‐Ｔ78「外因のその他および詳細不明の作用」を拡大し、電磁場（静磁場、静電場、極低周波磁場、極低周波電場、超長波磁場、超長波電場、無線周波数放射線）、赤外線、可視光線、紫外線、非電離放射線）の影響を識別し記載することや、ＩＣＤ10コードＺ00‐Ｚ99「健康状態に影響を及ぼす要因および健康サービスの利用」を拡大し電磁場、赤外線、可視光線、紫外線、非電離放射線の影響を識別し記載することも求めています。

電磁波過敏症のアンケート調査から

日本での電磁波過敏症発症者の実態を把握するため、私が主催するいの

表3-1　電磁波過敏症の有病率

調査年	調査された国・州	有病率（%）
1985	スウェーデン	0.06
1994	スウェーデン	0.63
1998	アメリカ、カリフォルニア州	3.20
2000	スウェーデン	3.20
2001	ドイツ	6.00
2002	オーストリア	13.30
2003	スウェーデン	9.00
2003	スイス	5.00
2003	アイルランド	5.00
2004	イギリス	11.00
2004	ドイツ	9.00
2007	台湾	13.33
2016	日本	5.9

ち環境ネットワーク（旧称：ＶＯＣ―電磁波対策研究会）では、二〇〇九年にアンケート調査を行ない、スウェーデン、カロリンスカ研究所のヨハンソン博士との共著で学術誌『パソフィジオロジー』で発表しました。

会報やホームページを通じてアンケート要旨を配布し、電磁波過敏症と診断された方や、電磁波過敏症だと思っている方から回答を得ました。有効回答者七五人のうち、ほとんど（九四・七％）が女性でした。電磁波過敏症だと病院で診断されたのは四五・三％で、自己判断で電磁波過敏症だと考えている人は四九・三％、「電磁波過敏症ではないが電磁場には敏感だと思う」と答えた人は五・三％でした（図３‐１参照）。また七六％の人が、電磁波と化学物質への過敏性を訴えています。

電磁波過敏症だと思っているのに受診しない理由は「近くに専門病院がない（五一・四％）」、「過敏症のために外出が困難（二一・六％）」だからでした。

回答者は北海道から沖縄まで全国にいたのですが、電磁波過敏症だと診断された病院名は一〇件しかありません。

電磁波過敏症という病気を知っている医師がいかに少ないかがわかります。

図 3-1　電磁波過敏症と診断された、または自己申告、「過敏症ではないが電磁波に敏感」と考えている人の内訳（回答者 75 人）

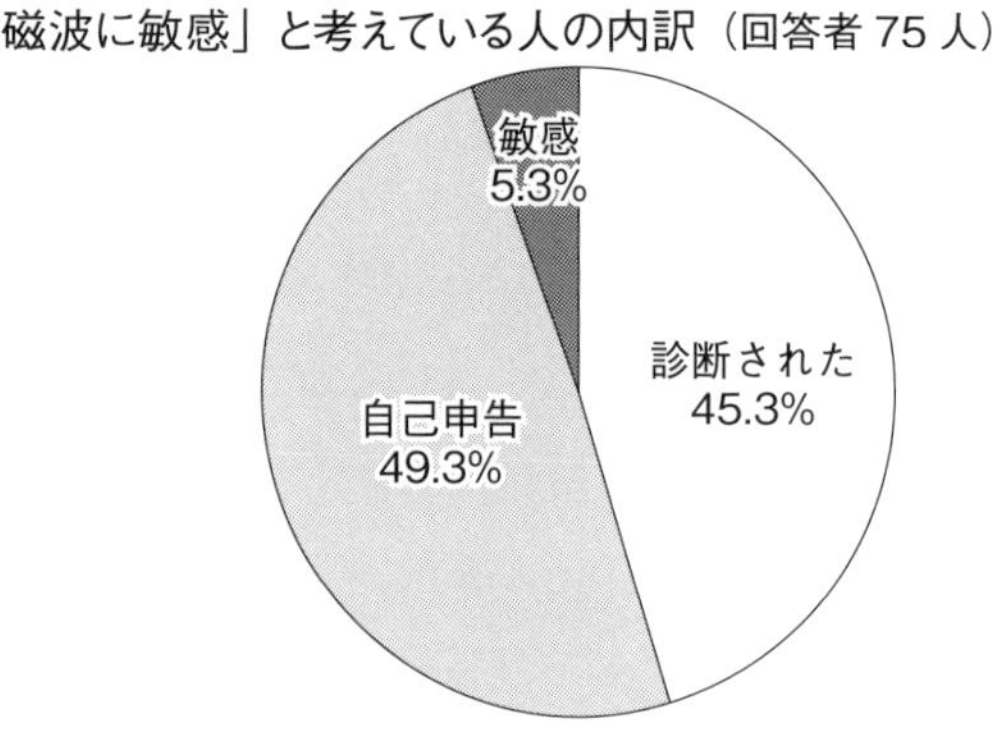

おもな症状と原因と電磁波発生源

アンケートで報告された主な自覚症状は、「倦怠感、疲労感（八五・三%）」「頭痛（八一・三%）」「集中力・記憶力・思考力の減少（八一・三%）」で、いずれも八割を越えました（図3‐2）。

日常的に症状を引き起こすと思う電磁場発生源を尋ねると、携帯電話・PHS基地局（七〇・七%）、送電線（六〇・〇%）と多様でした。しかし、発症の引き金になったと思う電磁場発生源は、携帯電話基地局が最多（三七・三%）で、二位のパソコン（二〇・〇%）の一・七倍も高くなりました。

スイスで行なわれた調査でも、発症者の三七%が、症状の原因となる電磁波発生源として携帯電話基地局を挙げています。携帯電話基地局からの電磁波は携帯電話器から発生するものの百分の一程度といわれますが、弱い電磁波へ慢性的に被曝することがきっかけになって、家電や送電線などから発生する電磁波にも敏感になっていくのかもしれません。化学物質過敏症も、家の建材から発生する揮発性有機化合物（VOC）が引き金になり、やがて合成洗剤やタバコの煙などにも敏感になっていく例が多いので

図 3-2　おもな自覚症状

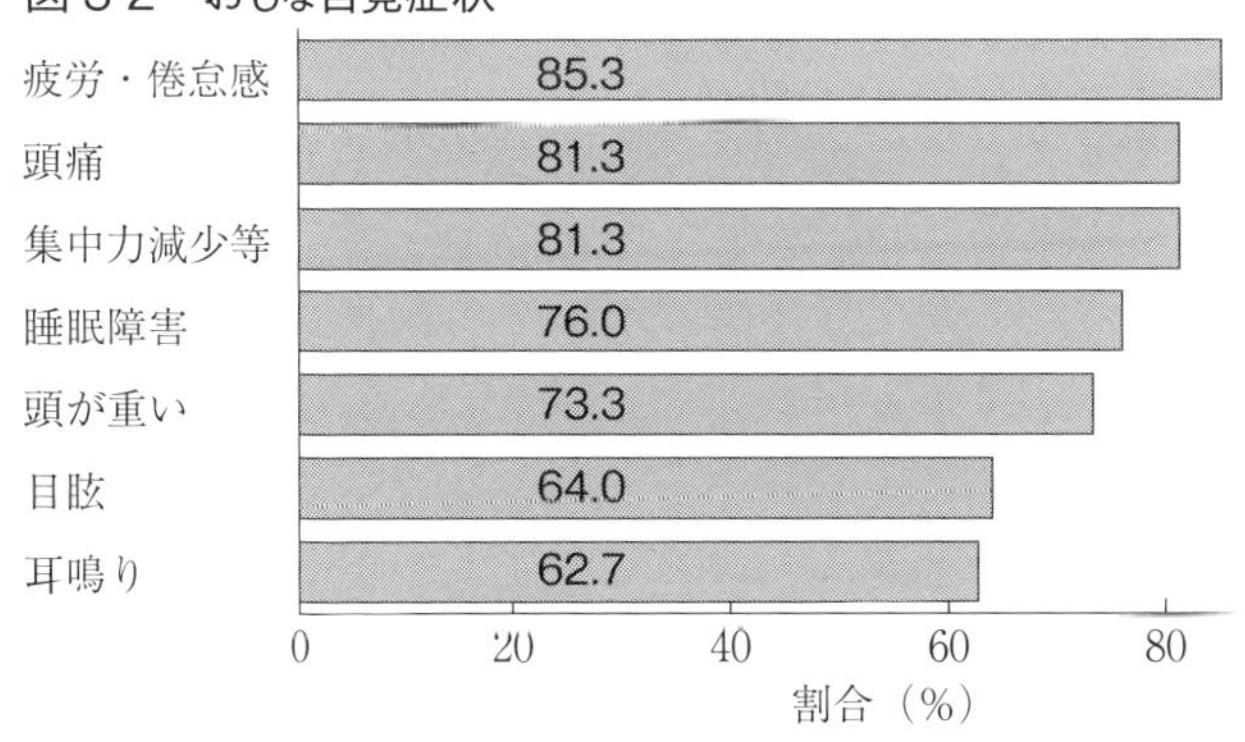

すが、電磁波でも同じことがおきているのではないでしょうか。

社会的・経済的不利益

回答者七五人中、四〇人が電磁波過敏症発症前まで働いていましたが、五〇％が病気のために仕事を失っています。その一方で、無線周波数電磁波を遮蔽するシールドクロスの購入、電磁波の少ない環境への転居・新築、自宅の電磁波対策工事などで、回答者全体で総額一億六八〇〇万円の支出が発生していました。

アンケート結果からは、発症によってさまざまな症状に苦しみ、十分な治療や診断も受けられず、交通機関でもほかの人が使う携帯電話電磁波によって苦しみ、発症によって仕事も失う一方で、電磁波対策に多額の経費がかかっていることがわかります。

発症者を救済するために、社会的な取り組みが必要です。発症しても働ける環境、電磁波の少ない住宅の確保、交通機関での携帯電話オフ車両の導入やマナーの改善などを行ない、電磁波過敏症の人もそうでない人も、安心して暮らせる社会にするべきです。

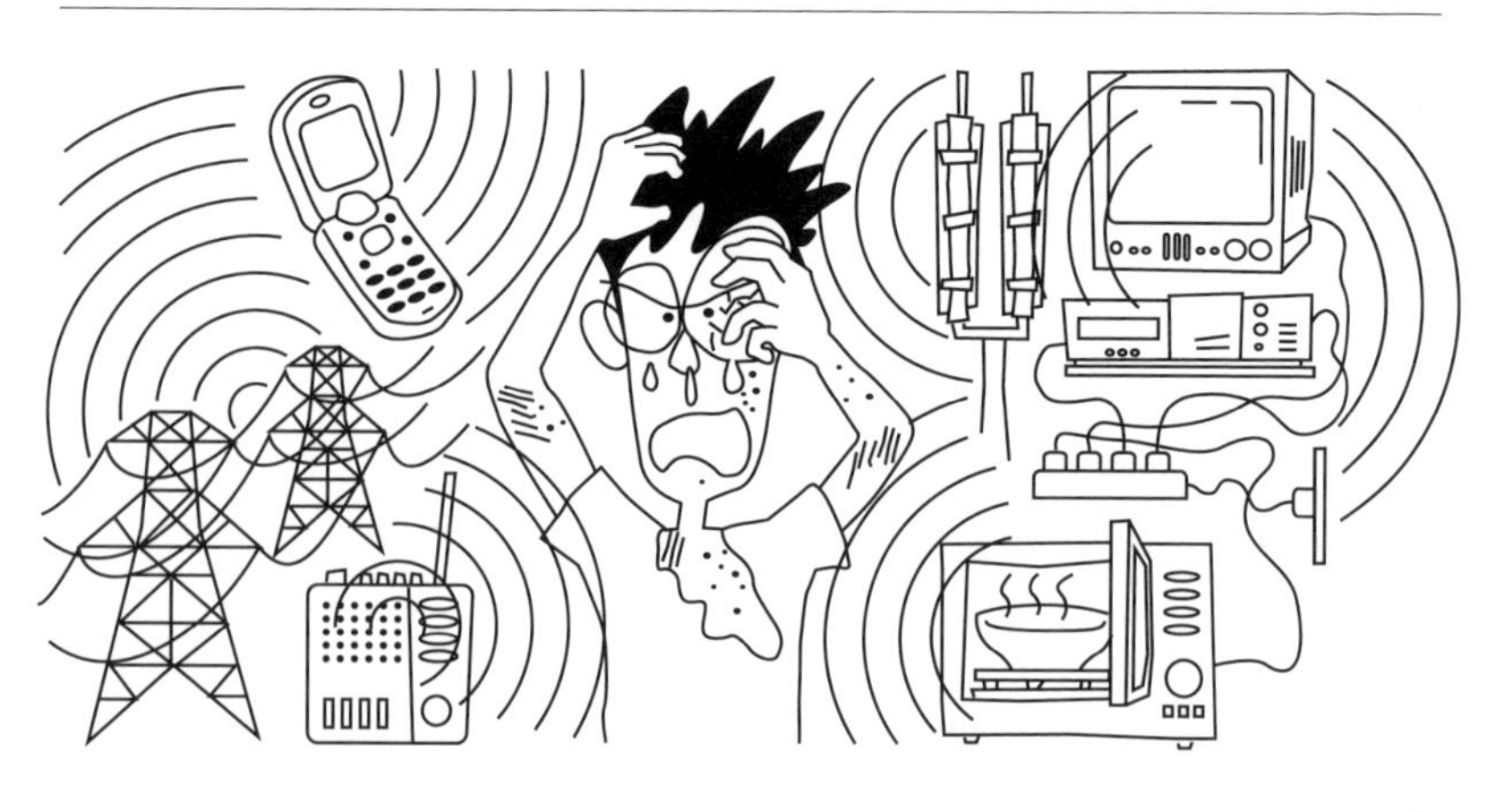

Q4 私たちはどんな電磁波に囲まれているのですか？

家電や照明、携帯電話やスマホなど、電磁波発生源に囲まれていますが、発生している電磁波の種類と特徴を知って、被曝を予防しましょう。

身の回りの電磁波発生源

一九八〇年代後半に第1世代携帯電話のサービスが始まって以来、無線周波数電磁波が急速に普及しました。それまでは、身近にある主な電磁波発生源は、冷蔵庫やエアコンなどの家電製品から発生する超低周波電磁波や、テレビやラジオで使われる無線周波数電磁波が中心でした。

しかし、携帯電話やスマートフォン、無線LAN（Wi-Fi）、Bluetooth（近距離無線通信の規格の一つ。ワイヤレスイヤホンなどに利用されている）などの無線通信機器の登場とともに、私たちの暮らしの中に無線周波数電磁波が急速に増えていきました（図4-1）。

電磁波は電場と磁場を交互に作りながら進む波です。電磁波は光と同じ速さ（一秒に約三〇万km）で進み、周波数が低いほど波長が長くなり、周波

メガ（M）
百万を示す単位

ギガ（G）
十億を示す単位。

低周波磁場の単位
低周波磁場の強さを示す単位として、ガウス（G）とテスラ（T）がある。一〇mG（ミリガウス）＝一μT（マイクロテスラ）、一G＝一〇〇〇mG。

数が高いほど波長が短くなります。例えば、電線を通じて家庭に送られる超低周波電磁波の周波数は、東日本では周波数五〇Hz（ヘルツ：周波数を示す単位）で波長は六〇〇〇km、西日本では六〇Hzで波長は五〇〇〇kmです。

一方、無線周波数電磁波の周波数帯は三MHz（三百万Hz）から三〇〇GHz（三千億ヘルツ）で、送電線から発生する電磁波よりもはるかに周波数が高く、波長も短くなります。携帯電話などで利用される、周波数二GHzの電磁波の波長は一五cmしかありません。無線周波数電磁波は、ラジオやテレビ放送、携帯電話やスマートフォン、無線LAN（Wi-Fi）、レーダーなどに使われており、八〇年代以降、世界的に急増している周波数帯です。

波長が長い電磁波を避けるのは困難で、発生源からできるだけ離れるか、発生源となる機器の利用頻度を減らすしかありません。しかし、波長が短い無線周波数電磁波は、金属などで反射させることによって、被曝を避けることができます。ただし、金属は反射させるだけでなく、一部を帯電させるので、アースが必要です。海外では電磁波を遮蔽するために、特殊なシールドペンキが広く利用され

図 4-1　電磁波の種類と用途

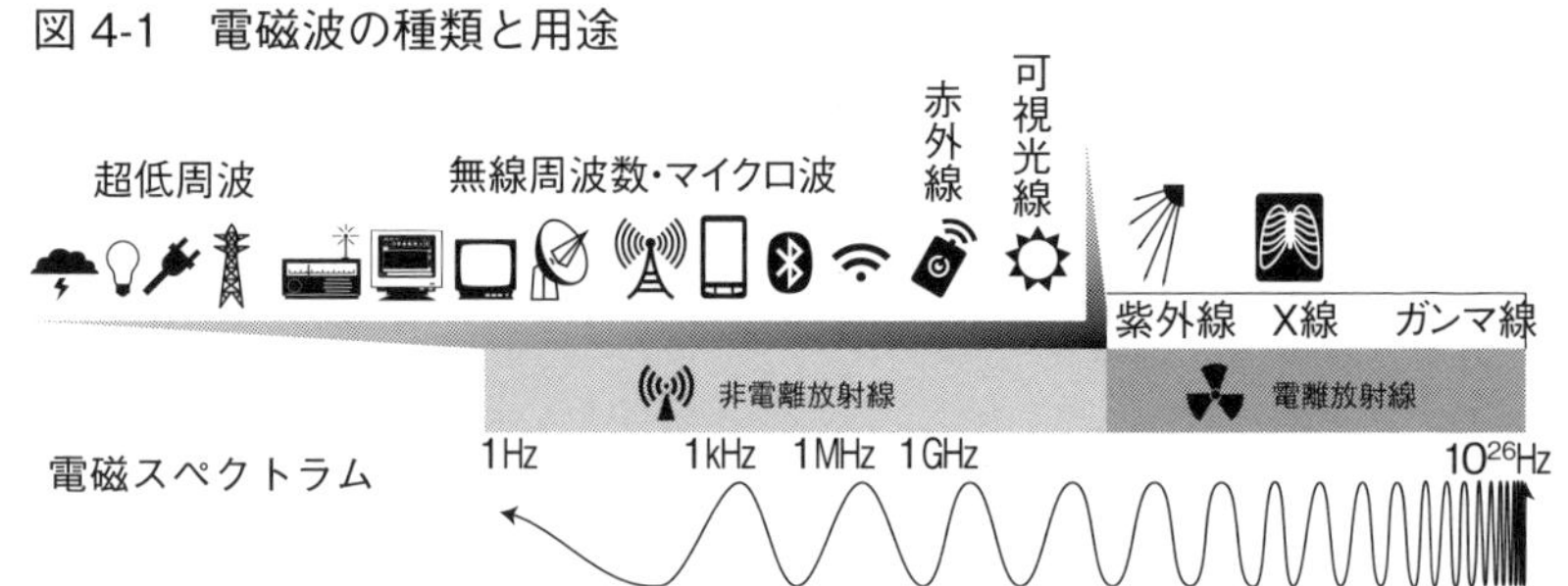

図の左に行くほど周波数が低く波長は長くなる。右に行くほど周波数が高くなって波長が短くなり、エネルギーも強くなる。Hz（ヘルツ）とは周波数を示す単位で50Hzなら1秒間に50回、1GHz（1億Hz）なら1秒間に1億回振幅することを示す。

出典：Martin Blank “Over-Powered”（2013）より

ています（詳細はＱ29電磁波対策）。

電磁波による健康影響

図４－１で示したように、電磁波は超低周波電磁波やガンマ線を含む、一つのスペクトラムで、その中には太陽光線（可視光線）も含まれ、可視光線より周波数が低いグループを非電離放射線、それよりも周波数の高いグループを電離放射線といいます。電離放射線は発ガン性があることが以前から知られていましたが、非電離放射線には、電子を分離させるほどの強いエネルギーはないので、健康への影響は少ない、とかつては考えられていました。

しかし、非電離放射線もガンを起こす可能性があることがわかってきました。長期間被曝することは、脳腫瘍や乳ガンなどのガンや、認知機能が衰えるアルツハイマー病や、筋力が低下する筋萎縮性側索硬化症などの神経変性疾患、男性不妊などの病気のリスクになるという、強い証拠が示されるようになったのです。

例えば、超低周波磁場が三～四mG（ミリガウス：磁場の強さを示す単位）以上だと、小児白血病の発症率が倍増するという報告もあります。日本で

予防原則

欧州連合（ＥＵ）では、携帯電話の普及とともに有害な影響を指摘する研究が増え、最新の研究を反映して規制値を厳しくする国や自治体が増えている。欧州連合（ＥＵ）は、政策を決定する際に予防原則に則って判断することになっている。予防原則とは、取り返しのつかない被害が発生するのを未然に防止することだ。

行なわれた疫学調査では、四mGの超低周波磁場に被曝すると小児急性リンパ性白血病の発症リスクが四・七三倍、小児脳腫瘍の発症リスクが一〇・六倍になるという報告があります。

同様の結果が各国で発表されたので、世界保健機関（WHO）の一部門で、電磁波や化学物質、微生物などさまざまな物質の発ガン性を評価する、国際がん研究機関（IARC）は、二〇〇一年に超低周波電磁場（〇～三〇〇Hz）を「グループ2B：ヒトに対して発ガン性の可能性がある（possibility carcinogenic to humans）」と認めました（表4-1）。

また二〇一一年には、無線周波数電磁場（周波数帯三MHz～三〇〇GHz）も、グループ2Bに分類しています。しかし、この評価に疑問を持ち、「グループ1：ヒトに対する発ガン性がある（Carcinogenic to humans）」に分類しなおすべきだと訴えている研究者もいます。

電磁波を避けることが重要

WHOには、電磁波の影響を評価するために結成された国際EMF（電磁場）プロジェクトという部門もあり、電磁波過敏症に関する見解をまとめた「ファクトシート№.296」を二〇〇五年に発表しました。電磁波過

表4-1　IARCのヒトに対する発ガン性分類（2018年7月現在）

分類		分類された主な物質
グループ1：	発ガン性がある	アスベスト、ヒ素、ベンゼン、エックス線、ガンマ線、紫外線、プルトニウム、タバコ、カドミウム
グループ2A：	おそらく発ガン性がある	クレオソート（防腐剤）、DDT、スチレン、概日リズムを乱すシフト勤務、美容師
グループ2B：	発ガン性の可能性がある	アセトアルデヒド、ジクロルボス、極低周波磁場、無線周波数電磁場
グループ3：	発ガン性があると分類されない	静電場、静磁場、極低周波電場、エチレン、メラミン、水銀、パラチオン（有機リン系殺虫剤）
グループ4：	おそらく発ガン性がない	カプロラクタム

参考：International Agency for Research on Cancer, List of Classification

敏症と呼ばれる新しい症候群が存在し、化学物質過敏症との類似性があることを認めましたが、電磁波被曝と症状の関連性には否定的で、発表した時点（二〇〇五年）では関連性を認められないとしています（詳細はQ８）。

ただしこのプロジェクトには、業界団体との関連が強い研究者が多数入っており、適正な評価がされていないと批判されています。

実際のところ、国際EMFプロジェクトが否定しても、電磁波による体調不良を訴える人は世界的に増え続け、医療関係者はこれらの患者への対応を迫られています。ちなみに、電磁波過敏症の主な症状は、頭痛や集中困難、睡眠障害、うつ、エネルギー不足、疲労、インフルエンザのような症状、皮膚のかゆみなど多岐にわたります。

そこでオーストリア医師会とヨーロッパ環境医学アカデミー（EUROPAEM）は、独自の診断治療ガイドラインや予防策を発表し、具体的な被曝削減対策も示しています（オーストリア医師会はQ6、EUROPAEMが推奨する対策はQ28）。

EUROPAEMは、家庭や職場での電磁場測定で被曝状況を評価すること、個人的な感受性を考慮することが重要だと訴えています。治療は主に、電磁場被曝の予防・削減に焦点をあてるべきであり、電磁波過敏症の

オーストリア医師会ガイドライン

ガイドライン全文を翻訳し、筆者が主催する患者会「いのち環境ネットワーク」のホームページで公開している（https://www.ehs-mcs-jp.com/研究-各国動向/）。

人がアクセスできるよう学校や病院、公共交通機関、図書館などの公共空間にも広げるべきだ、と明記しました。「有害な電磁場被曝を削減できれば、発症者は回復する機会を得て、症状は減少するか、消失することさえあるだろう。多くの実例が、そのような対策が有効であることを証明してきた」と述べています。電磁波を避ければ症状は数日から数週間で緩和されるとも述べており、被曝との関連性に消極的な国際ＥＭＦプロジェクトとは対照的です。

花粉症の患者は、花粉があると症状が起き、花粉の飛ばない時期はくしゃみや鼻水、微熱などの症状に苦しむことはありません。同じように、電磁波過敏症の患者も、電磁波がなければ健康的に過ごすことができます。日本でも、生活環境の中にある環境因子の一つとして電磁波を捉え、適切な治療を行なえるようにしてほしいものです。

超低周波電磁波の規制値

経済産業省は、変電所や高圧送電線など電力設備から発生する超低周波磁場が平均で二〇〇〇mG以下になるよう求めています。これは、国際非電離放射線防護委員会（ＩＣＮＩＲＰ）の国際指針値と同じです（図４‐２）。

図 4-2　電力設備を対象にした超低周波磁場の規制

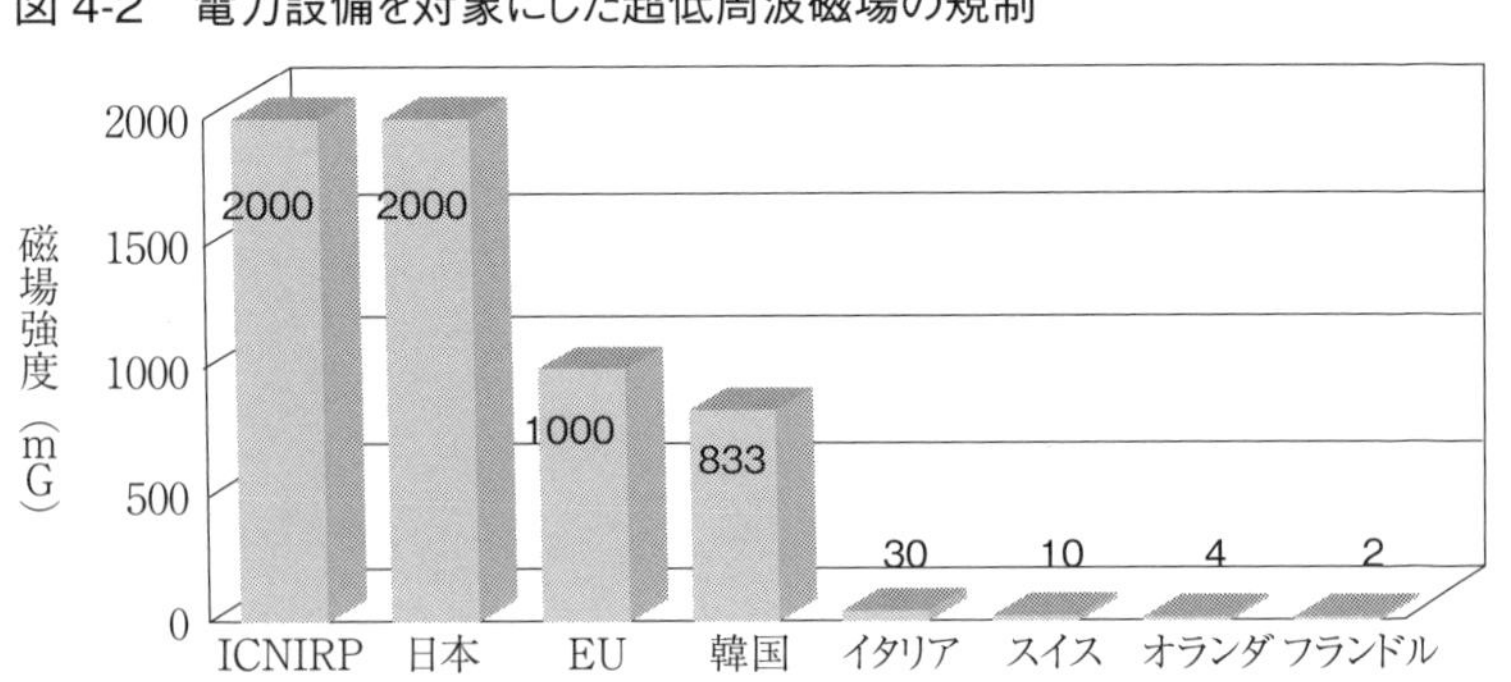

参考：環境省「身のまわりの電磁界について」（2017）ほか

しかし諸外国を見ると、ほとんどの国がＩＣＮＩＲＰの指針値より低い値を採用しています。

例えば欧州連合は一〇〇〇mG、韓国とブラジルは八三三mG、スイスでは住宅や学校、病院周辺などがあるエリアでは一〇mGです。

イタリアは、学校や住宅、遊び場に近い既存設備について一〇〇mGまで認めていますが、新規設備について三〇mGに規制しています。

ベルギーは行政区域によって規制が異なり、ブリュッセル首都圏地域は新設のトランス（変圧器）について四mG（二四時間平均値）、フランドル地域は二mGです。

オランダ政府は、高圧送電線周辺で小児白血病のリスクが高くなるという疫学調査の結果を反映して、年平均で四mGを超える高圧送電線周辺に、子どもが長時間過ごす施設や住宅を設置しないよう、地方自治体に勧告しています。

デンマークはＩＣＮＩＲＰ指針値に従っていますが、高圧送電線の近くで小児白血病のリスクが高まるという研究が一九九四年に発表されてから人々の不安が高まりました。そこで、送電事業者は新設された送電線の土地を片側八〇メートルずつを、自主的に購入しています。また二〇一八年までに、全ての送電線を地下埋設する予定です。

地中埋設送電線の問題点

日本でも送電線の地下埋設が進んでいます。送電線を地下に埋設するのは、従来の架空線よりコストがかかりますが、地震や台風、暴風などの災害に強いという利点もあります。資源エネルギー庁が阪神大震災の後に行なった調査では、震度七以上の地域の停電率は、架空線では一〇・三％でしたが、地中線では四・七％と半分以下に抑えられました。

送電線からの磁場被曝を減らすために、十分な深さに埋設するなら良いのですが、国土交通省は埋設コストを抑えるために基準を見直し、従来よりも浅い場所に設置できるようにしました。以前は、幹線道路沿いの歩道に設置する場合、地表から四〇センチ以内に埋設するよう求めていましたが、二〇一六年四月以降は一五センチの深さに設置できるようになりました（図4-3）。車道では三五センチまたは六〇センチの深さに埋めるよう指示しています。

東京都内には、地下埋設された送電線の影響で歩道の路面で三mGを超える道路や、地下埋設された鉄道送電線のせいで、磁場が五mGを超えるマン

地中の凍結

寒冷地では冬に地中が凍結するので、浅い場所に埋設すると電線を入れた管にたまった水が凍って断線する。北欧では地下60～70㎝以下に埋設して、地盤の排水性を高めるなどの対策をとっている。北海道は地下60～140㎝まで凍結するのに、国の指針にあわせて浅い場所に埋設するための技術開発を進めている。

図4-3　地中送電線の設置基準

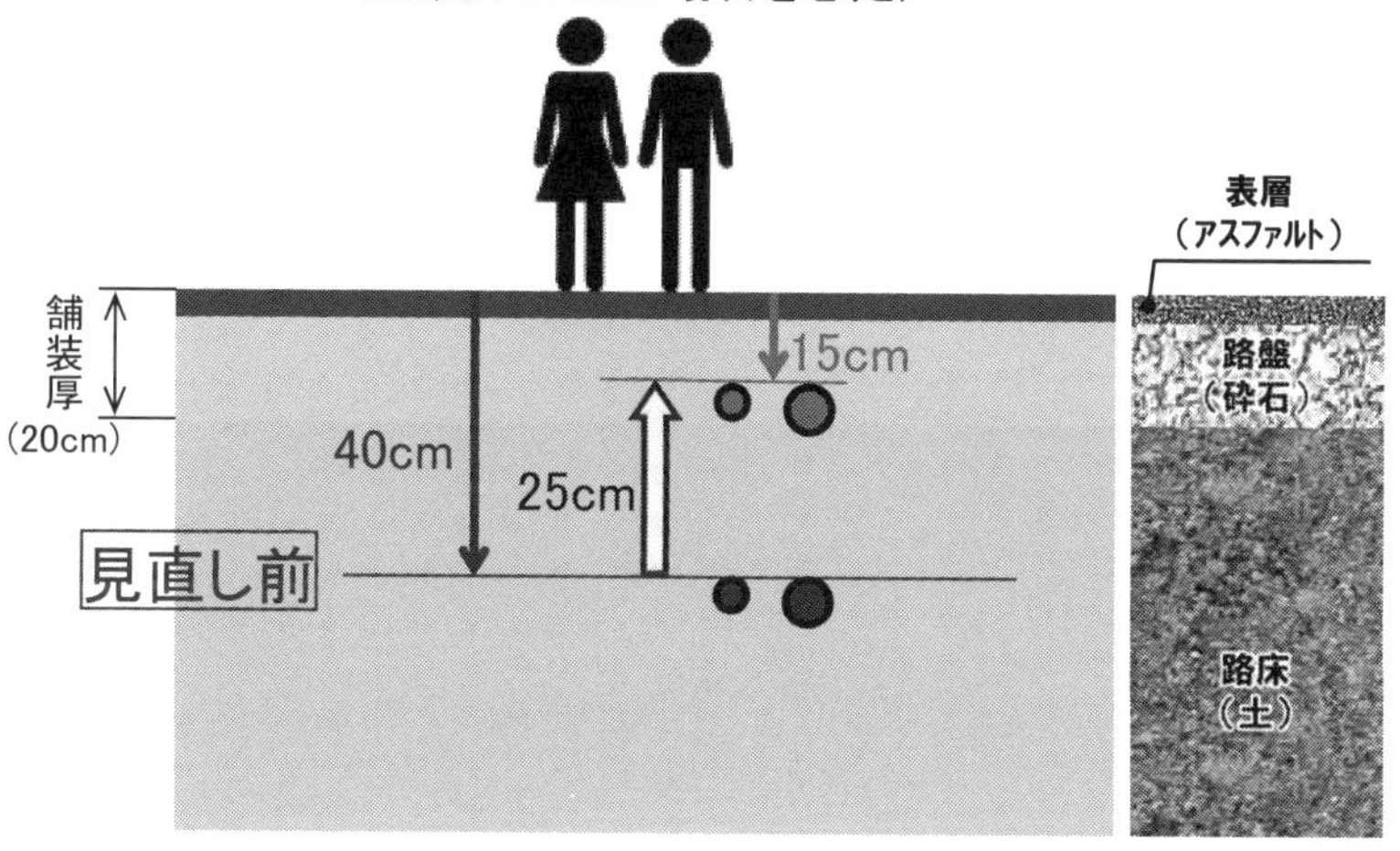

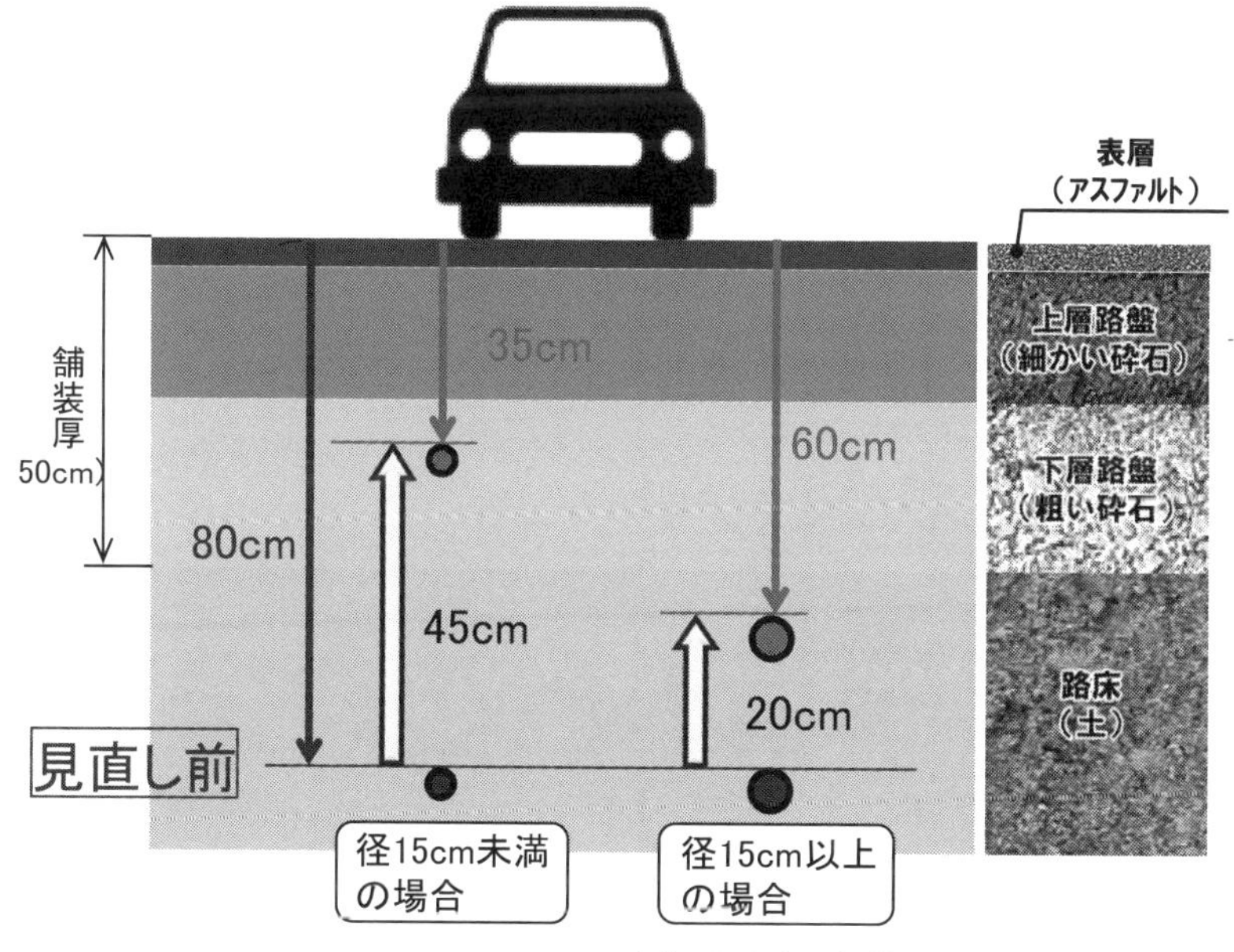

出典：国土交通省「無電柱化の現状」(2017年)

ションもあります。電磁波過敏症発症者の中には、地下埋設された歩道を避けている人もいます。せめて、歩行者や周辺住民の健康影響を考慮して、被曝量が下がるよう配慮するべきです。

携帯電話電磁波の規制値

無線周波数電磁波の規制はどうなっているのでしょうか。携帯電話やスマートフォンで使われる周波数一八〇〇MHzについて、日本とアメリカは電力密度一〇〇〇μW／cm²（マイクロワット／平方センチメートル）以下としていますが、ICNIRPの指針値は九〇〇μW／cm²で、日本とアメリカはICNIRP指針値を上回っています（図4‐4）。

しかし、インドは九〇μW／cm²、中国は四〇μW／cm²、ロシアは一〇μW／cm²、イタリアは屋外の大勢の人が集まる場所で一〇μW／cm²、ベルギーのブリュッセル首都圏地域は一九・二μW／cm²、スイスは九・五μW／cm²です。ヨーロッパを中心に四七カ国が加盟する欧州評議会（CoE）は、暫定目標として〇・一μW／cm²（日本の一万分の一）、将来的にはさらに厳しくして〇・〇一μW／cm²（日本の十万分の一）とするよう、加盟国に勧告しています。

さらにCoEは、ICNIRPの指針値のもとになった科学的根拠の見

図4-4　携帯電話電磁波に関する規制

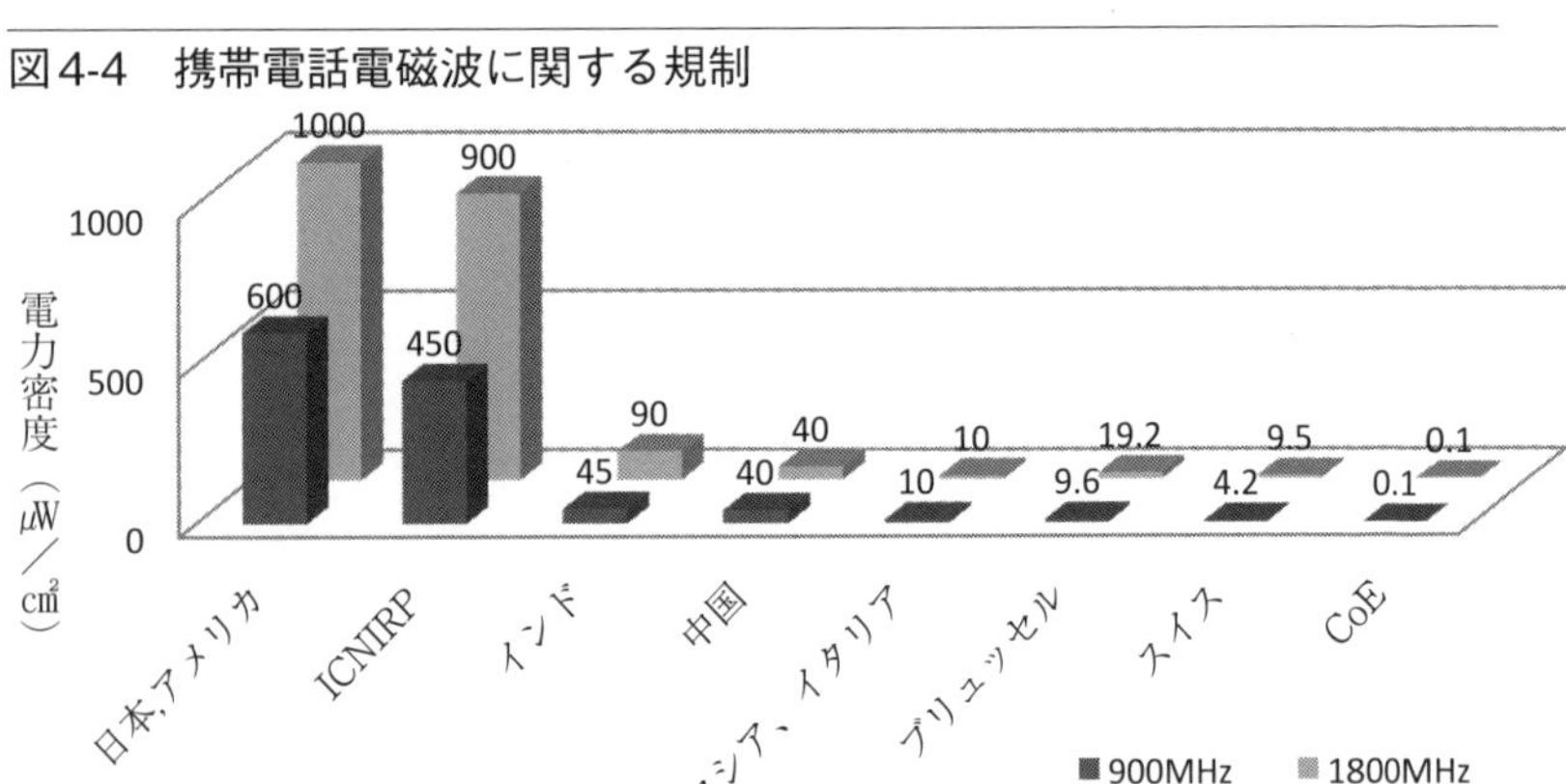

参考：総務省「各国の人体防護に関する基準・規制の動向調査報告書」（2018）ほか

直しを求めています。ＩＣＮＩＲＰ指針値は、強い電磁波に短時間被曝して体温が上昇する熱効果しか考慮していません。しかし、携帯電話やＷｉ・Ｆｉが普及した現代社会では、胎児から高齢者まで全ての人が、弱い無線周波数電磁波へ慢性的に被曝しています。ＩＣＮＩＲＰの指針値はまさに「時代遅れ」なのです。

ちなみに、ロシアはソビエト連邦の時代から電磁波の軍事利用研究を進めていたので、生体影響のデータが豊富で、規制値を厳しくしてきました。東欧諸国もロシアにならって厳しい規制を行なっています。

冷戦時代には、モスクワにあるアメリカ大使館が約一〇〇メートル離れた建物から、周波数二・五～四GHzのマイクロ波を照射される「モスクワ大使館事件」が起きました。アメリカ側の調査によると、一九五二～一九七六年にかけて職員一八二七人とその家族三〇〇〇人が、平日に約一時間、電力密度一・五μW／cm²の電磁波を照射され、目の異常や皮膚症状、うつ、集中困難、記憶障害などを訴え、他の東欧諸国の職員より胃潰瘍になる率が四・三倍、貧血になる率が二・五倍高くなりました。

この周波数帯の日本の基準は一〇〇〇μW／cm²ですが、それよりはるかに低いレベルで健康被害が起きていたのです。

最近の研究では、〇・〇〇〇三四μW／cm²の携帯電話電磁波への被曝で精子数が減少し、〇・〇〇〇五μW／cm²の携帯電話電磁波へ三〇分間の被曝で細胞増殖が減少、〇・〇〇五μW／cm²への慢性被曝で睡眠障害や学校での行動問題、集中困難などの問題が発生すると報告されています。

ちなみに、オーストリア医師会は、超低周波磁場の正常範囲を〇・二mG以下（日本の一万分の一）、無線周波数電磁場の正常範囲内を〇・〇〇〇一μW／cm²（日本の一千万分の一）としています（表4－2）。電磁波過敏症は個人差のある病気ですが、できれば、「正常範囲内」で過ごせるようにしたいものです。

表4-2　オーストリア医師会のガイドライン値

	超低周波磁場	無線周波数磁場
正常よりはるかに高い	≧4mG	≧0.1μW/cm²
正常より高い	1～4mG	0.001～0.1μW/cm²
正常よりやや高い	0.2～1mG	0.0001～0.001μW/cm²
正常範囲内	≦0.2mG	≦0.0001μW/cm²

Q5 電磁波過敏症の診断方法は確立していますか？

電磁波過敏症を確実に診断できる検査方法を探そうと、各国の研究者が調査を進めています。これまでに、どのような方法が検討されてきたのでしょうか。

診断に役立つ検査方法とは

電磁波過敏症発症者は、電磁波に被曝すると脳の血流量が低下することや、心拍率や脳波図が変化することなどが指摘されていますが、診断基準はまだ確立していません。

北里研究所病院の石川哲博士らは、厚生労働省の補助金を受けて行なった研究報告書の中で、電磁波負荷試験によって、被験者の大脳前頭部の血流が変化したことを報告しています。

シールドルームで、患者の首にペンダント状の電磁波刺激コイルをつけてもらい、周波数一〇kHz（キロヘルツ）、一〇〇kHz、一MHz（メガヘルツ）の電磁波に被曝させました。コイル中心の磁場強度は〇・〇二〜〇・〇四μT（〇・二〜〇・四mG）で、三分間の被曝と二分間の休止を設け、大脳前頭葉の血流を赤外線モニターで観察しました。被験者は自分がいつ被曝しているのか、知らされていません。

この研究に参加した三〇代の女性患者は、パソコン業務で皮膚にチクチクした感覚を訴えていました。一MHzの電磁波に被曝した時だけ血流が上昇し、頭痛や筋肉痛などの症状を訴えましたが、一〇kHzと一〇〇kHzでは血流は変化しませんでした。

ただし、この赤外線モニターは前頭葉大脳皮質の深さ約一センチまでしか計測できないので、それ以外の部位に起きた変化を捉えることはできません。報告書では「電磁波過敏症患者の愁訴が、精神的な思い込みでないことが明らかにされた症例である」と述べ、確定診断ができる検査手段開発が必要だと指摘しています。

ｆＭＲＩ検査の可能性

アメリカ、ＵＣＬＡ医学センターのグンナー・ヘウザー博士らは、電磁波過敏症を診断する際の指標として、機能的磁気共鳴画像（ｆＭＲＩ）が役立つのではないか、と二〇一七年に提案しています。

脳は刺激を受けたり、何らかの作業をしている時には活発に活動します

心電図や毛細血管流の同時測定

ドイツのアーヘン大学のアンドレアス・トゥエングラー博士らは、心拍率変動と毛細血管流、皮膚電位を同時測定することで、電磁波過敏症かどうか診断できる可能性を示唆した。また、電磁波による影響は、その人の体質や被曝期間、被曝した電磁波の種類や過去の被曝状況によって変わると述べている。拙著『電磁波による健康被害』（緑風出版）で詳述。

参考文献：Electromagnetic Biology and Medicine, 2013 ;32（3）: 281-290

が、安静状態では明確な活動は行なわれず一定の状態が保たれている、と考えられていました。

しかし九〇年代後半から、安静時や睡眠中でも活発な脳活動が行なわれ、膨大なエネルギーを消費していることがわかってきました。fMRIでは、安静状態での自発的な脳の活動を調べることができます。

安静時に特に活発に活動する脳の領域を「デフォルトモードネットワーク（DMN）」と呼び、DMNの活動を調べることでアルツハイマー病による認知機能の低下の程度を調べることもできます。

意識レベルが低下するとDMNの機能的結合も低下し、脳死状態ではDMNが消えることから、意識障害を起こした人の意識レベルを客観的に評価できる可能性も示されています。

電磁波過敏症患者のfMRIの結果

ヘウザー博士らは、三十年以上前から化学物質にさらされて記憶機能や頭痛、平衡感覚の異常など神経学的症状に苦しむ一〇〇〇人以上の患者を診療してきた経験があります。以前は化学物質過敏症患者が多かったのですが、近年は電磁波過敏症の患者も増えてきたそうです。

図5-1 白く見える部分は、脳の活動が過度に活発になっていることを示す。

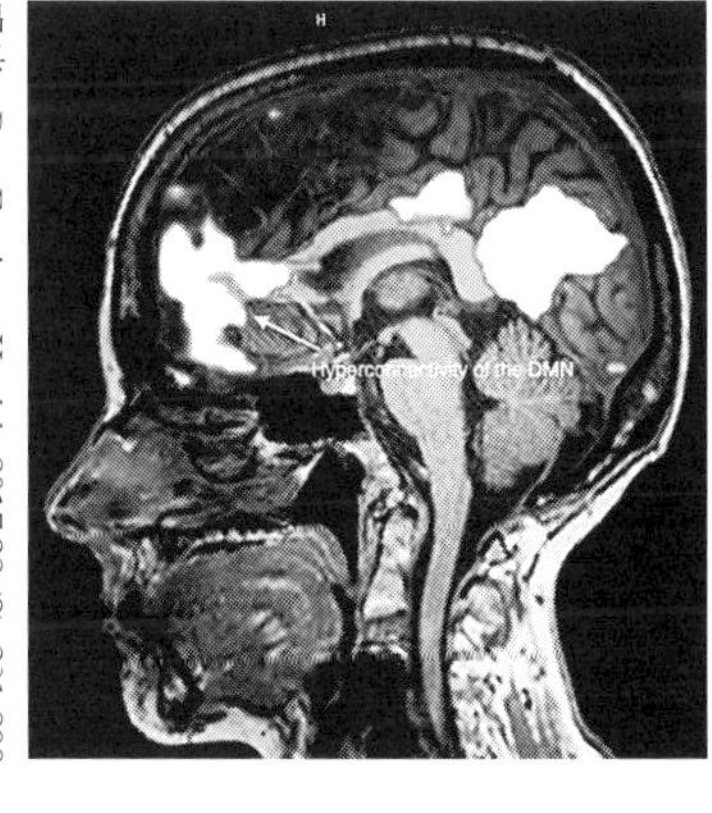

出典：Rev Environ Health 2017;32 (3) :291-299

一〇人の患者のｆＭＲＩを計測したところ、全員に同様の異常が見つかりました（表５‐１参照）。異常が確認されたのは、おもに内側前頭前野（図５‐１写真）でした。この領域が安静期間にＤＭＮとして活動する場合は、自分に関する過去の記憶や社会的認知に関係した情報処理を行なっている、と考えられています。

なお、これらの患者さんは脳の機能に異常があるかどうか確認するために検査を受けることには同意しましたが、放射線に被曝することを嫌がったので、ｆＭＲＩが選ばれたようです。ちなみにＭＲＩ（磁気共鳴映像法）検査では約一万Ｇ（ガウス）の強力な静磁場に曝されますが、日本では、ＭＲＩの磁場への被曝が電磁波過敏症の引き金になったと考えている患者さんや、症状が著しく悪化したと訴えている人もいます。

ＤＭＮを調べるｆＭＲＩ検査は数分から一〇分程度で済むそうですが、論文では、「患者はｆＭＲＩ検査に耐えた（underwent）」と記されていました。通常、科学論文では「曝露した（exposed）」など客観的な表現をしますが、あえて「耐えた」という言葉を使ったところを見ると、患者さんはｆＭＲＩ検査を受けるのに相当の覚悟を持って臨まれたのかもしれません。

参考文献

平成十七年度厚生労働科学研究費補助金健康科学総合研究事業「微量化学物質によるシックハウス症候群の病態解明、診断。治療対策に関する研究」、石川哲ら「電磁波過敏症が初発症状と考えられた七症例」（二〇〇六年）

表5-1　fMRI検査を受けた患者の概要

番号	年代	性別	症状や過去の病歴など	頭部損傷	化学物質
1	60	女	認識・記憶障害、動けなくなるほどの不快感、化学物質過敏症	あり	あり
2	40	男	空調の専門家で、ビル屋上で作業し電磁場に被曝、両側白内障、慢性疲労症候群、注意欠陥障害	なし	なし
3	60	男	高圧線の架線工事作業員として30年以上働く。意識を失う。発作障害は休むと落ち着き、働くと再発。10代で脳震盪.	あり	あり
4	50	女	子どもの時から化学物質曝露、両側肺炎、アレルギー、ぜんそく。基地局に囲まれた職場で航空管制官として勤務。電磁波過敏症.	なし	あり
5	50	女	15年前に化学物質過敏症。約9年前に携帯電話を左耳に当てるようになり、使用時に痛みを感じる。認識機能の損傷、断続的な意識障害、頭痛、吐き気、一般的な虚弱、電磁波過敏症。	なし	あり
6	60	女	数年前、約450m先に基地局が建つ。記憶障害、会話困難、不眠、ドライアイ、電磁波過敏症	なし	あり
7	70	男	携帯電話基地局や多数のコンピューター、電気機器に囲まれた職場で働いていた。記憶・認識障害、頭痛、電磁波過敏症	なし	あり
8	60	女	2005年から電磁波被曝。電磁波過敏症。頭痛、不眠、かすみ目、発話困難、喘息	あり	あり
9	60	女	20年以上、バッテリーの修復と試験作業を行ない、日常的に電磁波と毒性重金属に曝露。職場で携帯電話基地局にも被曝。認識と記憶の損傷、しびれ、電磁波過敏症、発作障害、感電の病歴	あり	あり
10	60	男	10年前に意識障害、電磁波過敏症.	あり	あり

出典：Heuser G.& Heuser SA. Rev Environ Health 2017;32（3）:291-299

診断に役立つ可能性は？

ヘウザー博士らは、すべての電磁波過敏症患者はマスト細胞（訳注：アレルギー反応に関わる細胞の一つ）の病気を調べるべきだ、と提案してきたそうです。スウェーデン、カロリンスカ研究所のシャブナム・ジャンジ博士とオーレ・ヨハンソン博士は、電磁波に被曝すると、心臓と中枢神経にあるマスト細胞が影響を受け、ヒスタミンやソマトスタチンなどの炎症反応を起こす物質を放出し、アレルギー反応やかゆみ、神経や心臓の組織の機能的変化を起こすと報告しているからです。ヘウザー博士らも、化学物質過敏症患者と電磁波過敏症患者のマスト細胞障害を発見しました。

ヘウザー博士らは「カビとカビ毒性（マイコトキシン。訳注：カビの二次代謝物として発生する毒の総称）曝露が電磁波過敏症の引き金になると考えている。マスト細胞病とカビ問題は、治療できる。それらの治療は電磁波過敏症を緩和するだろう。さもないと、治療は基本的に電磁波を避けることになる」とも指摘しています。もしかしたら、生活環境のカビ対策も必要になのかもしれません。

また、fMRIで見られた異常が頭部損傷でも起きることに触れ、「電

参考文献

Gangi S, Johansson O, 2000. Medical Hypotheses.54（4）, 663-671

磁波過敏症を訴える私たちの患者の多くは、頭部損傷の病歴がある」と述べています。筆者も、怪我や事故で頚椎を損傷したことをきっかけに、電磁波過敏症になった患者さんを何人か知っています。頭部損傷の病歴の有無も、診断に重要な情報なのかもしれません。

ヘウザー博士らは「研究者の中には、電磁波過敏症診断は精神科の診断であるべきだと主張する者がいる。電磁波過敏症の潜在的に精神医学的側面は、癲癇（てんかん）は悪魔に取り憑かれた状態だと見なされた、医学の歴史を思い出させる。客観的な見解と共に、癲癇が本当の病気であると見つけることに役立ったのは脳波図だけだった。私たちはｆＭＲＩが電磁波過敏症における脳波図の役割を果たすことを望む」と記しました。

ｆＭＲＩの電磁場は、通常の人には反応が起きないレベルでも電磁波過敏症の人にとっては異常な反応を引き起こす刺激なのかもしれません。どのような検査が診断基準として有効なのか確認されるまでには、まだ時間がかかるでしょうが、一日も早く確立されることを願っています。

Q6 電磁波過敏症の診断、治療のガイドラインはあるのですか？

症状を改善するには、どんな治療や対策が必要なのですか。医師会などは、この病気についてどのような見解を持っているのでしょう。

診断・治療ガイドライン

化学物質過敏症は二〇〇九年に厚生労働省に病名として認められ、健康保険が適用できるようになりましたが、電磁波過敏症については明確な診断基準がまだありません。

しかし、オーストリア医師会は、電磁波に関する健康問題の増加に対応するため、診断・治療ガイドラインを二〇一二年三月に発表しました。

携帯電話やコードレス電話、無線ＬＡＮ、ＷｉＭａｘなどの無線通信機器の普及やスマートメーターの開始などによって、超低周波電磁波だけでなく無線周波数電磁波への被曝が増加し、それによってストレスに関わる健康問題が増えていると指摘しました。

このガイドラインでは、まず、頭痛や不眠、耳鳴りなど被曝に関わる症

オーストリア医師会のガイドライン
ガイドライン全文（翻訳）は、いのち環境ネットワークのホームページから翻訳文をダウンロードできる。http://homepage3.nifty.com/vocemf/

ＷｉＭａｘ
無線通信の規格の一つ。ＷｉＦｉよりも広い範囲をカバーする。

状の有無や発生頻度を確認し（表6-1参照）、「患者が原因として電磁波被爆を疑っているかどうかに関わらず」携帯電話やコードレス電話の使用状況、自宅や職場の近くに携帯電話基地局などの電磁波発生源があるかどうかを確認し、被曝状況を評価することを勧め、被曝状況を把握するための問診票も作成しています。

さらに、実施すべき血液・尿検査の項目、電磁波測定の専門家による測定と、被曝を減らすための対策を実施することを勧めています。

被曝によってフリーラジカル（Q10参照）が発生し、酸化や過酸化窒素の増加によって細胞が傷つけられると考えられていることから、抗酸化物質などの摂取を推奨し、ホリスティック医学の効果にも言及しています。

ガイドラインで示された電磁波対策

ガイドラインでは、コードレス電話や無線でのインターネット接続、携帯電話基地局、テレビやラジオの送信機、建物の電気設備や電気機器、高圧線や変電所からの電磁波が「健康問題の根本原因になるだろう」と示しています。

ただし、電磁波測定は公的な健康保険でカバーされないので、患者から専門の訓練を受けた測定技師に測定を依頼し、その結果を主治医に報告する形をとるよう求めています。

またオーストリア医師会は、一日に四時間以上過ごす場所での正常値として、無線周波数電磁波は〇・〇〇〇一μW／㎠、超低周波磁場で〇・二mGという基準を示しました（表6－2）。総務省の電波防護指針では二GHz帯の無線周波数電磁波に対して一〇〇〇μW／㎠まで認められていますから、同医師会の正常値は日本の一千万分の一に相当します。経済産業省の省令では、一般の人がいる環境について二〇〇μT（二〇〇〇mG）ですから、同ガイドラインより一万倍高いことになります。

ガイドラインでは具体的な電磁波対策についても示しています。デジタル式コードレス電話の電源を抜いて「昔ながらの」有線電話を使うこと、無線LANアクセスポイントや無線LANルーターの電源を抜くことを勧めています。

ベッドや机を被曝の少ない場所、他の階や部屋などへ移動することも記し、「外部からの無線周波数電磁波の場合、発生源から離れた部屋が選ばれるべきだ」と述べています。

さらに一定の家電や照明の使用を止めること、眠っている間、寝室の電

表6-1　オーストリア医師会の電磁波に関わる症状を確認するための問診票の一部

患者問診票

氏名 ＿＿＿＿＿＿＿＿＿＿＿＿＿＿＿＿

住所、日付＿＿＿＿＿＿＿＿＿＿＿＿＿＿

a) 症状のリスト

過去１か月間に、下記の健康問題をどのくらい経験しましたか。それぞれの項目の□をチェックしてください。

症状	なし	たまに	時々	頻繁に	非常に頻繁に	いつから（年／月）
不安	□	□	□	□	□	／
胸部のしめつけ	□	□	□	□	□	／
うつ	□	□	□	□	□	／
集中困難	□	□	□	□	□	／
落ち着かない、緊張	□	□	□	□	□	／
多動	□	□	□	□	□	／
いらいら	□	□	□	□	□	／
消耗	□	□	□	□	□	／
疲労	□	□	□	□	□	／
名称失語症（言葉を見つけられない）	□	□	□	□	□	／
物忘れ	□	□	□	□	□	／
頭痛	□	□	□	□	□	／
めまい	□	□	□	□	□	／
睡眠障害	□	□	□	□	□	／
音に過敏	□	□	□	□	□	／
耳の中の圧迫感	□	□	□	□	□	／
耳の雑音、耳鳴り	□	□	□	□	□	／
眼の焼けるような感覚	□	□	□	□	□	／
過敏膀胱、尿意切迫	□	□	□	□	□	／
動悸	□	□	□	□	□	／
血圧問題	□	□	□	□	□	／
筋肉の緊張	□	□	□	□	□	／
その他（　　　　　　）	□	□	□	□	□	／
その他（　　　　　　）	□	□	□	□	□	／

表6-2　オーストリア医師会のガイドライン

評価	無線周波数電力密度超	超低周波磁場
正常より遥かに高い	≧0.1μW/㎠	≧4mG
正常より高い	0.001-0.1μW/㎠	1-4mG
正常よりやや高い	0.0001-0.001μW/㎠	0.2-1mG
正常範囲内	≦0.0001μW/㎠	0.2mG

源を切ることも挙げています。

治療の第一歩は電磁波削減

ＷＨＯ（世界保健機関）やＣＯＳＴ（欧州科学技術研究協力機構）は、電磁波被曝と症状の関連性を認めていませんが（Ｑ８参照）、オーストリア医師会は、このように被曝状況の確認、測定の実施、被曝削減の必要性を明記しているのです。

「治療の最初の手順は、できるなら、電磁波のあらゆる発生源を取り除くか減らすことに留意した電磁波被曝の削減や防止でなりたつべきだ。数多くの例が、そのような対策の有効性を立証できることを示してきた」と明記しています。

その上で、付加的な治療として運動や栄養、睡眠習慣などのライフスタイルの改善、仕事など一般的なストレスの削減、ストレスへの抵抗を高める方法（自律訓練法、ヨガ、呼吸テクニック、瞑想、太極拳、気功）、抗酸化物質（微量元素、ビタミン、アミノ酸）の摂取などを勧めています。

研究者グループの厳しい勧告値

二〇一三年一月、電磁波の研究で世界的に著名な研究者二九人が『バイオイニシアティブ報告２０１２（Bioinitiative Report 2012）』を発表した。五年前に発表された同報告書の初版では、無線周波数電磁波への屋外での被曝レベルを〇・一㎼／㎠と勧告していたが、その後、もっと被曝レベルが低くても有害な影響が出るという研究が発表されたため、〇・〇〇〇三〜〇・〇〇〇六㎼／㎠というさらに厳しい値を勧告した。

これはオーストリア医師会の「正常よりやや高い」に相当するレベルだ。総務省も、最新の研究成果を踏まえて指針値を見直すべきだ。

Q7 化学物質過敏症や電磁波過敏症は障害なのですか？

障害者差別解消法では、障害に基づく合理的配慮を求めることができます。化学物質過敏症や電磁波過敏症も、障害と言えるのでしょうか。

今までの「障害」とは違う概念

日本では長い間、心身の障害は「個人の問題」であり、障害者が直面する困難は自分で努力して乗り越えるのが当然だ、と考えられてきました。このような考え方を「個人モデル」と言います。これは、マジョリティ（多数派）である健常者が作った社会に、マイノリティ（少数派）である障害者が適合するよう求めているといえます。

一方、ヨーロッパやアメリカでは、障害者が困難に直面するのは社会が作り出している、と考える「社会モデル」が採用されてきました。例えば、車椅子の利用者が、段差によって店で買い物をしたり食事をしたりするのが難しいなら、それは社会に問題があると考えます。ですから、車椅子でも利用できるようスロープをつけるなど、社会環境を改善することで、問題を解決しようとします。車イス等への対応は、日本でも導入されていますが、障害への考えは個人モデルに基づいているので、対応の範囲は限定的です。

化学物質過敏症発症者にとっては、柔軟剤の香料や農薬、消臭剤などが、電磁波過敏症発症者にとっては周囲の人のスマートフォンやWi-Fiなどの電磁波が、社会的な障壁（バリア）になりますから、過敏症の人が社会に参加できるよう、これらのバリアを取り除く必要がある、といえるのです。過敏症発症者にとっては医学的な研究の進展や治療方法の解明も重要ですが、解明を待つだけでは現在起きている問題を解決できません。社会システムの改善を求めることで、発症していても暮らしやすい社会に変えていくことができるのです。

スウェーデンでも、電磁波過敏症を障害として扱ってきました。障害者支援に関わる法律で認められた範囲でさまざまなケアを受けることができます。ストックホルム市のように、電磁波過敏症発症者の自宅の電磁波対策をする自治体もあります。

障害のあるアメリカ人法（ADA）

アメリカでは一九九〇年に「障害のあるアメリカ人法（ADA）」が施行

建築物のガイドライン

二〇〇二年、アメリカ連邦政府の建築・交通バリア・コンプライアンス委員会は、化学物質過敏症と電磁波過敏症は障害として認められると公式に認めた。これを受けて、アメリカ国立建築科学研究所は、過敏症でも公共・商業施設を利用できるようガイドラインを作り、二〇〇五年に発表した。ガイドラインでは窓空け換気をしやすい部屋を提供すること、白熱灯を用意すること、など具体的な項目を示している。拙著『シックスクール問題と対策』（緑風出版）で詳述。

されました。ＡＤＡでは、障害者が健常者と同じ権利と機会を得られるよう、職場や学校、交通機関、あらゆる公的・私的な空間での障害者差別を禁止し、行政サービスや電話通信、移動など様々な場面で障害者が同等の機会を与えられることを保障しています。障害を「主な生活活動を一つ以上実質的に制限する身体的、精神的障害」と、そのような機能障害の記録や、機能障害を持つと見なされること、と定義しいます

「主な生活活動」とは、自分自身のケアをすること、労力が必要な仕事をすること、見ること、聞くこと、話すこと、眠ること、立つこと、歩くこと、学ぶこと、集中すること、考えることなど、日常生活を送る上での行動のほか、正常な細胞の成長、消化や腸、膀胱、脳、呼吸、循環、内分泌、生殖の機能と幅広い身体機能も含まれています。

例えば、デトロイト市職員のスーザン・マクブライトさんが、同僚の香料で息が苦しくなるので、香料の規制を市に求めて二〇〇六年に提訴した際も、ＡＤＡを根拠にしています。裁判官は、マクブライトさんは、同僚の香料によって「呼吸する」という重要な機能が制限されているので、障害者であると認定しました。

二〇〇九年には改正ＡＤＡが施行され、就職や昇進、解雇、報酬、雇用

持続可能な開発（ＳＤＧｓ）

二〇一五年、国連サミットで「持続可能な開発のための２０３０アジェンダ」が採択され、「誰一人取り残さない」持続可能で多様性と包括性のある社会を実現するため、二〇三〇年までの国際目標を決定した。

貧困や保険、教育、ジェンダー、エネルギー、不平等など、様々な社会・経済・環境問題に統合的に取り組むことを目指している。「誰一人取り残さない」ので、当然、障害者も含まれる。

状に規定・条件などについて、障害を理由として差別することを禁止しました。また、ホテルやレストラン、小売店、病院、私立学校、スポーツジム、映画館などの商業施設でもバリアを取り除くよう定めました。電話やインターネットなど通信事業者には、聴覚や発話に障害のある人のために、通信サービスを提供するよう求めています。

障害者権利条約と日本の法規制

国連は二〇〇六年、障害を「社会モデル」として捉える障害者権利条約を採択しました。当時の日本は、障害を個人モデルとして扱っていたので、障害者差別解消法を制定するなど法制度を改正して、二〇一四年にようやく条約を締結できました。

障害者権利条約では、機能障害を持つ人に対する周囲の態度や社会環境の相互作用で障害が作られるので、持続可能な開発（ＳＤＧｓ）に関する戦略の一部として障害に関する問題に取り組むことを強調しています。建物や公共交通機関、情報・通信を障害者が利用できるよう、バリアを取り除く法規制や、学校や職場で障害を理由とする差別を禁止し、障害者が「合理的配慮」を得られるよう国が必要な手続きをとることも求めました。

合理的配慮とは、障害者が他の人と同等の機会を得たり、権利を行使するために必要な変更や調整を指します。社会の中にある障壁（バリア）を取り除くよう障害者が求めた場合、自治体や事業者は過重な負担が起きない範囲で対応することを求めています。

日本でも二〇一六年に、「社会モデル」に基づいた障害者差別解消法が施行されました。この法律でいう障害者とは、障害者手帳を持っていない人も含まれます。身体障害、知的障害（発達障害、高次脳機能障害も含む）、精神障害のある人、その他の心や体の働きに障害がある人（難病による障害も含む）で、障害や社会の中にあるバリアによって日常生活や社会生活に相当な制限を受けている人全てが対象です。

自治体や企業が、障害を理由とした差別を行なうことも禁止しています。例えば、障害があることを理由に学校の受験や入学を拒否することも差別に当たります。

二〇一七年二月、衆議院議員高橋ちづ子さんは、予算委員会で化学物質過敏症への対策について質問し、障害として認められうる、という回答を引き出しました。同年六月、筆者は「電磁波過敏症も障害として認められるのか」と内閣府に質問し、「認められうる」という回答を得ました。

「合理的配慮」を求めるために

合理的配慮は、英語で「reasonable accommodation」であり、本来は「合理的な調整」と訳されるべきですが、日本政府は「合理的な配慮」と訳しました。「配慮」は「気を配る、気を使う」という意味であり、障害者権利条約が定めた、障害者が他の人と同等の機会を得たり、権利を行使するために必要な変更や調整という意味合いとは、大きく異なります。「配慮」には「してあげている」というニュアンスが強い点も気がかりです。

内閣府が作成したパンフレット「『合理的配慮』を知っていますか？」を見ると、合理的配慮は「障害者が求めた場合に負担が重すぎない範囲で対応すること」となっています。「他の人と同等の機会を得たり、権利を行使するために必要な変更や調整」であり、「過重な負担が起きない範囲で対応すること」と位置付けた障害者権利条約よりも、かなりトーンダウンしていることがわかります。

しかも、自治体には合理的配慮の提供が義務付けられていますが、民間事業者は努力義務とされ、違反しても罰則はありません。そのため、合理的な配慮を求めたのに拒否される場合もあります。

障害者差別解消法

内閣府のホームページで、障害者差別解消法に関するパンフレットなどをダウンロードできる（https://www8.cao.go.jp/shougai/suishin/sabekai_leaflet.html）

過敏症発症者が求める合理的配慮は、その状況に応じて大きく変わります。例えば、学校内の化学物質を避けるために、風通しの良い席に座るようにしたり、頻繁に窓開け換気を行なうなど、お金のかからない対策もあれば、揮発する化学物質量の少ないワックスを使うなど、一般的な商品よりも費用が嵩む場合もあります。電磁波過敏症の場合は、スマートフォンやタブレット式パソコン、蛍光灯などの電源を切るだけでなく、学校無線LANをやめて有線に切り替える必要もあります。お金のかからない方法でも難色を示されたり、コストを理由に合理的配慮の提供を拒否されるケースがあちこちで起きています。

しかし、障害者権利条約では、合理的配慮の否定も障害に基づく差別になると明記していることに留意するべきです。日本は長い間「個人モデル」に基づく対策が続いていたので、「社会モデル」が十分に理解されていません。しかし、バリアがある場合は、障害者差別解消法や障害者権利条約を根拠にして、変更や調整を求めていきましょう。

合理的配慮への財政支援

アメリカでは、合理的配慮に対する財政支援も行なわれている。中小企業が実施して場合、年間五〇〇〇ドル（約五四万円）を上限に税を控除し、大企業が建物の改築や交通・移動に関するバリアを除去した場合、年間一万五〇〇〇ドル（約一六二万円）を上限に所得控除が受けられる。

Q8 電磁波過敏症について各国はどんな対策をとっていますか？

日本をはじめ、各国では電磁波による影響をどのように考え、どんな対策をとっているのでしょう。各国の動向を教えてください。

電磁波との関連性を否定する動き

世界保健機関（WHO）は、二〇〇五年にファクトシート№296を発表し、電磁波過敏症という新しい症候群があることを認めました。ただし、電磁波被曝による健康影響を心配するストレスが原因ではないかと示唆し、電磁波との関連性には消極的です。

欧州地域で科学研究費の調整を行なう、欧州科学技術研究協力機構（COST）は、二〇一一年一二月に電磁波過敏症に関する報告書を発表し、電磁波過敏症を発症したと訴える人たちが実際に症状を持っていることは認めましたが、やはり被曝との因果関係を否定しています。

被験者を電磁波へ被曝させる実験では、症状を起こすという結果がでていないこと、また電磁波への過敏性を訴える被験者が被曝を感知できなかったこと等を理由に、被曝を受けていると思うことで症状が起きるノセボ効果の可能性を示しました。

　薬効の無い水などであっても、効果があると信じて飲むと症状が軽くなることをプラセボ効果といいますが、ノセボ効果はその逆で、「有害なものに曝されている」と思うことで症状が現れることをいいます。ただしCOSTはノセボ効果の可能性を示しただけで、ノセボ効果であると立証したわけではありません。

　COSTは、いくつかの研究では被曝と症状の関連性が指摘されていることは認めましたが、「これらの研究は他の独立した研究では確認されていない」とも述べています。

予防的行動を求める欧州環境庁

　しかし、欧州環境庁（EEA）は二〇一一年二月の欧州評議会に提出した声明文で、電磁波の健康影響を調べる研究者が、ハラスメント（嫌がらせ）を受けていることを指摘し、科学団体や弁護士、政治家に対して、危険性を警告する科学者の保護を求めています。

　EEAが二〇〇一年に発表した報告書「早期警告からの遅すぎた教訓

COST（European Cooperation in Science and Technology の略）
　欧州の各国が資金提供する研究の調整を行なう組織で、新しいコンセプトと製品につながる科学的開発を可能にし、欧州の研究と革新する力を高めることが目的。情報通信技術もCOSTが扱う分野の一つ。

製品開発に偏る研究費
　EEAによると、ナノテクノロジーやバイオテクノロジー、携帯電話などの情報通信技術に対して、EUが過去十年間に提供した研究資金は製品開発に大きく偏っており、それらの技術の潜在的な有害性に関する研究には一％しか提供されていない。製品開発と有害性の研究に対して公平に資金提供することも、被害の発生を防ぐことに役立つだろう。

(Late lessons from early warnings : the precautionary prinsiple 1896-2000)」では、鉛や水銀の問題について早い段階で警告した科学者達が、差別や調査資金不足、科学的な誠実さに関する不当な個人攻撃等の嫌がらせを受けてきたことが示されています。

「ハラスメントの慣習は、気候変動、遺伝子組換、電磁場を研究する科学者に続いているようだ」と二〇一一年の声明文で述べています。

科学者への圧力

実際に、再現実験が阻まれる事態も起きています。例えば、スウェーデン、カロリンスカ研究所のヨハンソン博士は、デジタル式コードレス電話を使って被験者を被曝させ、心拍率の変化を観察したカナダのハヴァス博士の実験を再現しようとしていましたが、その直前に、研究室を奪われ、実験設備のないオフィスだけの部屋に移動を命じられました。

ハヴァス博士の研究は、デジタル式コードレス電話の親機から発生する電磁波に被験者を被曝させるもので、四〇%の被験者が動悸、不整脈などの異常を起こしたことを報告しています。被験者は自分がいつ被曝しているか知りません。それでも図8-1で示したように被験者Bは、被曝中は

早期警告からの遅すぎた教訓

邦題『レイトレッスンズ 14の事例から学ぶ予防原則』として、七つ森書館から出版されている。

EEAが電磁波問題を強く警告

EEAは二〇一三年一月に、報告書『早期警告からの遅すぎた教訓：科学、予防、革新（Late lessons from early warnings : science, precaution, innovation)』を発表。環境や人体への危険性が指摘される問題の一つとして、携帯電話などの無線通信機器から発生する電磁波を取り上げた。早い段階で危険性を報告する研究者を法的に保護すること、積極的な情報公開と市民参加の機会を増やすこと、被害者への賠償制度の制定、汚染者負担原則の導入など、具体的な予防対策を提言した。

携帯電話電磁波の問題を扱った第

心拍数が増え、被曝していない間は通常の心拍数に戻りました。

コードレス電話からの被曝量（電力密度）は、参加者の頭部で三〜五μW／㎠、足の辺りで〇・二〜〇・八μW／㎠でした。アメリカやカナダ、日本のガイドライン（二GHz帯で一〇〇〇μW／㎠）の〇・三〜〇・五％でも、心拍率が変化することを、この研究ははっきりと示しました。

心臓の鼓動は自律神経が管理していますが、自律神経の機能不全は電磁波過敏症の症状である心臓の異常、血圧の変化、目眩（めまい）、吐き気、疲労、睡眠障害などにつながります。ヨハンソン博士が再現実験に成功すれば、電磁波過敏症の解明にまた一歩、近づくことができたでしょう。

なお、ＥＥＡは前述した声明文の中で、私たちは三つの科学的シナリオに直面している、と示しています。一つは予防的対策を取らずに、避けられたはずの被害を引き起こすこと、二つ目は被曝を避ける予防的行動をとって損害を回避し、同時に製品の持続的な革新を刺激すること、三つ目は将来、十分な科学的知見が揃った時に、行動が不要であったとわかることです。

ＥＥＡは、リスクを示す知見が集まりつつあることを指摘した上で、「被害を避けるべき時に人々に知らせないという誤りを犯すよりも、不要

図8-1　デジタル式コードレス電話の電磁波による心拍数の変化

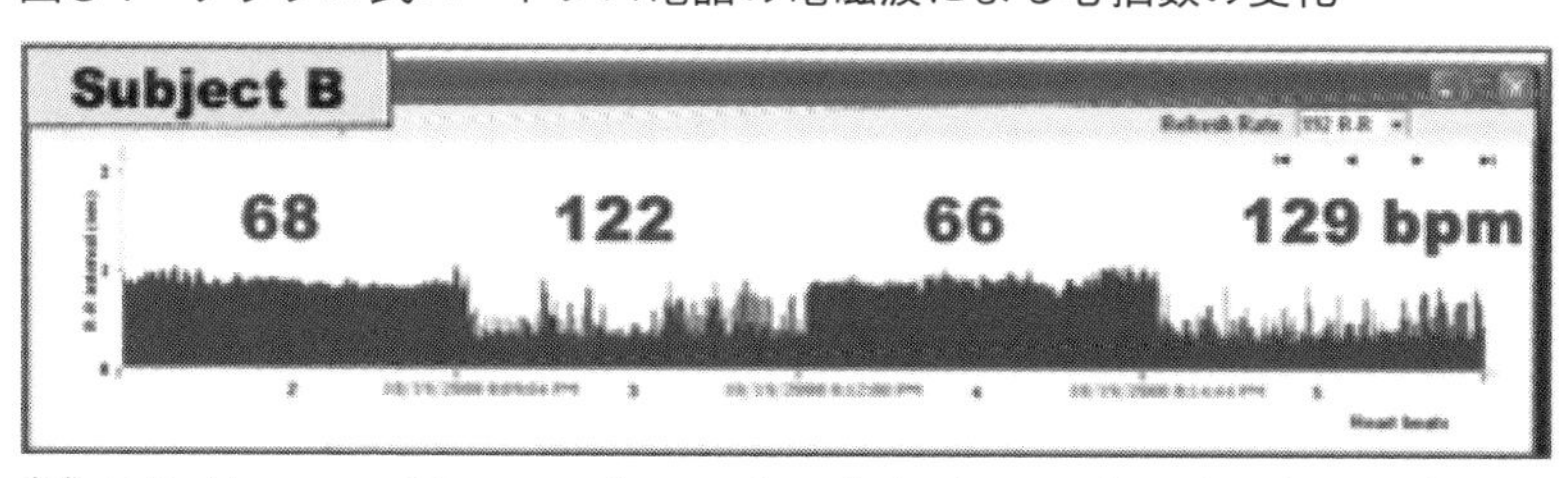

出典：http://www.magdahavas.com/new-study-radiation-from-cordless-phone-base-station-affects-the-heart/

な警告を出して間違うほうがまだいい」として「私たちが直面する選択は、行動するか否かだ」と、結んでいます。

二一章では、頭部への被曝を減らすために予防原則に則った行動をとることは、脳腫瘍以外の病気を減らすことにも役立つだろう、と指摘している。

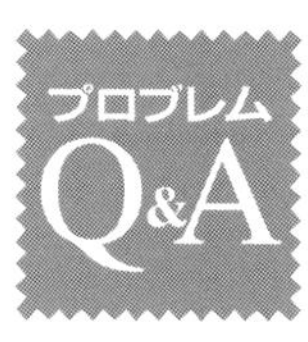

II 健康への影響と対策

Q9 電磁波に被曝するとどんな変化が起きるのでしょうか？

人間の体にも電気が流れているって本当ですか？　私たちの体は、ごく微量の電気や化学物質を、細胞間のコミュニケーションに利用しています。どのような電気信号を使っているのでしょうか。

体を動かす電気と化学物質

私たちの体の中では、微弱な電気や化学物質、電解質ミネラルなどを利用して、さまざまな生命活動を行なっています。心電図は心臓で起きている電気的な活動を、脳波図は脳で起きている電気的な活動を、体の表面から測定したものです。

電解質ミネラルとは、カリウムグループ（カリウムとマグネシウム）と、ナトリウムグループ（ナトリウムとカルシウムカリウム）に分けられ、カリウムグループは細胞内に、ナトリウムグループは細胞外に多く存在します。細胞膜には、電解質ミネラルを細胞内へ送り込んだり、排出するためのイオンチャンネルやイオンポンプがあります（図9-1）。

例えば、脳（中枢神経）から、「足を動かせ」という指令が出ると、神経

カルシウムイオン

細胞から細胞へ、脳の情報やホルモンの刺激などを伝え、ほとんどの生命活動に関わる。細胞外に多く、細胞内にはわずかしかない。

細胞から神経細胞へと、その命令(信号)が足の末梢神経までリレーされていきます。神経細胞では電気信号として命令が伝えられていきますが、神経細胞と神経細胞の間には小さな隙間「シナプス」があり、電気信号のままでは次の神経細胞に信号を伝えることができません(図9-2、9-3)。

神経細胞の末端にあるシナプス小胞に電気信号が届くと神経伝達物質が入っている小胞が刺激され、放出された神経伝達物質が隙間を飛び越えて次の細胞の受容器にキャッチされます。その後はまた、電気信号として伝わり、神経末端に達すると神経伝達物質を放出してさらに次の細胞へと情報を伝えていきます。

足の筋肉細胞に電気信号が届くと、カルシウムイオンが入っている筋小胞体が刺激を受け、カルシウムイオンが放出されます。カルシウムイオンは筋肉を収縮させるタンパク質と結合し、筋肉が収縮します。放出されたカルシウムイオンは筋小胞体に回収されます。

化学物質過敏症への影響

体の中で使われる化学物質や電磁波は、非常に微量ですが、生活環境には、はるかに多い化学物質や電磁波があふれているので、有害な作用を起

マグネシウムイオン
三〇〇種類以上の酵素の活性に関わり、エネルギーの代謝に必要。細胞内外の電解質ミネラルのバランスを整える司令塔でもある。ストレスを受けてノルアドレナリンが分泌されると減少する。

カルシウムイオンチャンネル
細胞膜にあるカルシウムイオン専用の入口。細胞内と外の濃度バランスを保つ。

イオンポンプ
カルシウムイオンを排出する「カルシウムイオンポンプ」、マグネシウムイオンを細胞内に取り込む「マグネシウムイオンポンプ」、ナトリウムイオンを細胞外へ排出し、カリウムイオンを入れる「ナトリウム・カリウムイオンポンプ」がある。こ

こすことがあります。

神経伝達物質には、アセチルコリンやカテコールアミン、セロトニンなどがあり、伝達する情報や刺激によって放出する神経伝達物質が変わりますが、化学物質過敏症の人が有機リン系殺虫剤に曝されると、アセチルコリンを分解できなくなってアセチルコリンがたまりやすくなり、受容器の数が増えます。

そのため、アセチルコリンが神経細胞末端から放出されると、過剰に増えた受容器が受け取って、過敏に反応しやすくなると考えられています。

心臓も電気信号で動く

電磁波過敏症の主な症状として、動悸や不整脈があります。心臓も電気的な刺激と、電解質ミネラルによって動いています。

心臓の右側上部にある結節からは、電気信号が一定のリズムで発生しています。心臓を動かす心筋細胞の内側はマイナス、外側はプラスの電位に保たれていますが、結節からの刺激（電気信号）を受けると、細胞膜にあるナトリウムイオン・チャンネルが開いて、細胞外にあるナトリウムイオンが大量に流れ込みます。細胞内にプラスイオンが増えると、細胞内電位

図9-1　イオンポンプのしくみ

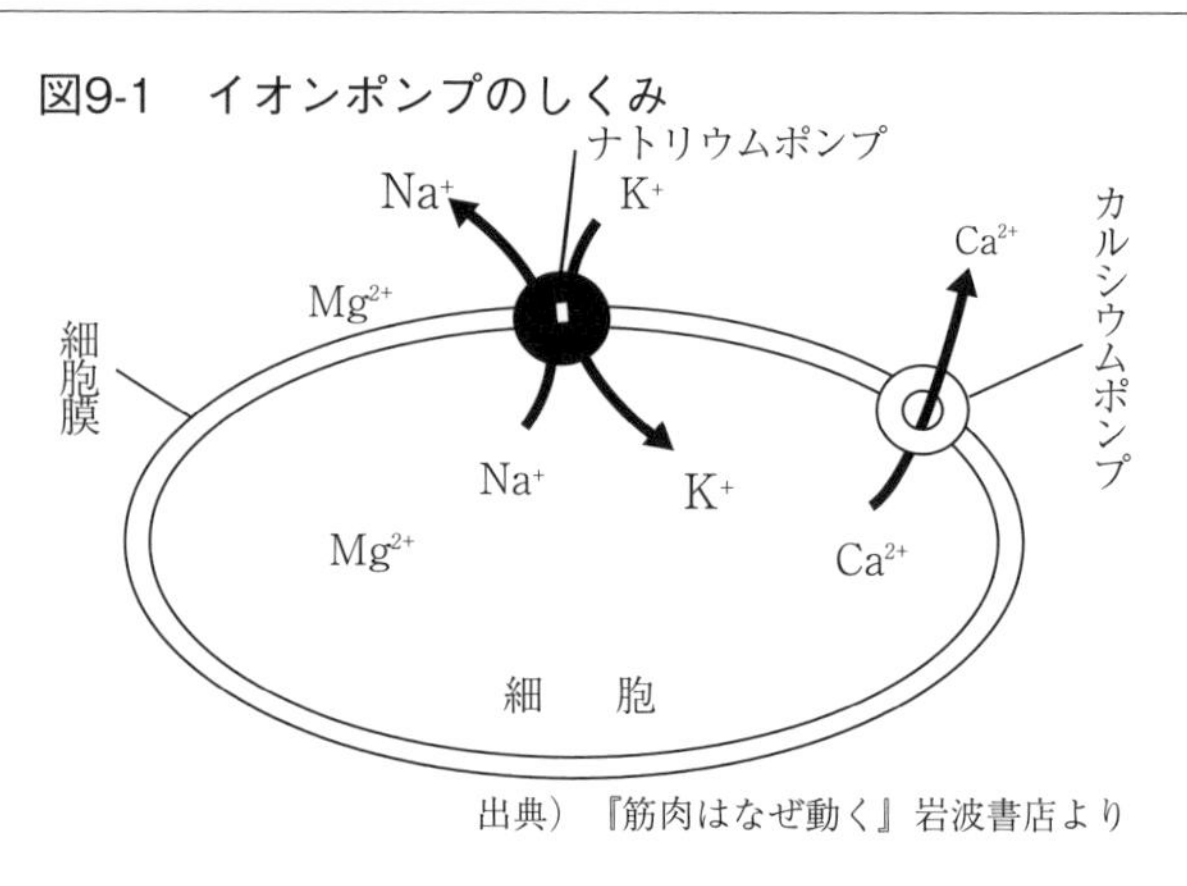

出典）『筋肉はなぜ動く』岩波書店より

これらのポンプを絶えず働かせるには膨大なエネルギーが必要で、体で作られるエネルギーの四分の一はポンプを動かすために使われている。

がプラスになり、筋肉が収縮します。その後、細胞膜にあるナトリウム・カリウムポンプがカリウムイオンを取り込み、ナトリウムイオンを排出し、筋肉が弛緩します。

この電気信号を伝える仕組みを「刺激伝導系」といいますが、これに異常が起きると、脈が乱れ、不整脈が発生します。心臓ペースメーカーは、不整脈を防ぐため、電気信号を人工的に与えることで、規則正しく心筋を収縮させます。

心臓は自律神経系によって管理されており、交感神経が優位になると刺激伝導系が促進され心拍数が増えます。電磁波被曝は、心拍数の増加に影響を与える可能性があります。

電磁波によるカルシウムイオンへの影響

カルシウムイオンは、記憶や学習、免疫細胞の活性化、細胞の増殖や自然死（アポトーシス）など、ほとんど全ての生命活動に関わっています。しかし、カルシウムイオン・チャンネルは、非常に微弱な電気刺激で開くので、生活環境の中にある電磁波に被曝すると、カルシウムイオン・チャンネルが開いて、細胞内に過剰なカルシウムイオンが入り込み、これらの

サプリメント
ビタミン、ミネラル、アミノ酸など、特定の栄養素を錠剤やカプセルにした栄養素補助食品の総称。

生命活動に異常が起きる可能性があります。

携帯電話やスマートフォン、無線ＬＡＮなどで使われるマイクロ波電磁波や、家電製品や送電線から発生する低周波電磁波、ＩＨ調理器から発生する中間周波数電磁波などへの被曝で、カルシウムイオン・チャンネルが開くことがわかっているので、できるだけ被曝を避けるようにしましょう。

図9-2　神経細胞（ニューロン）

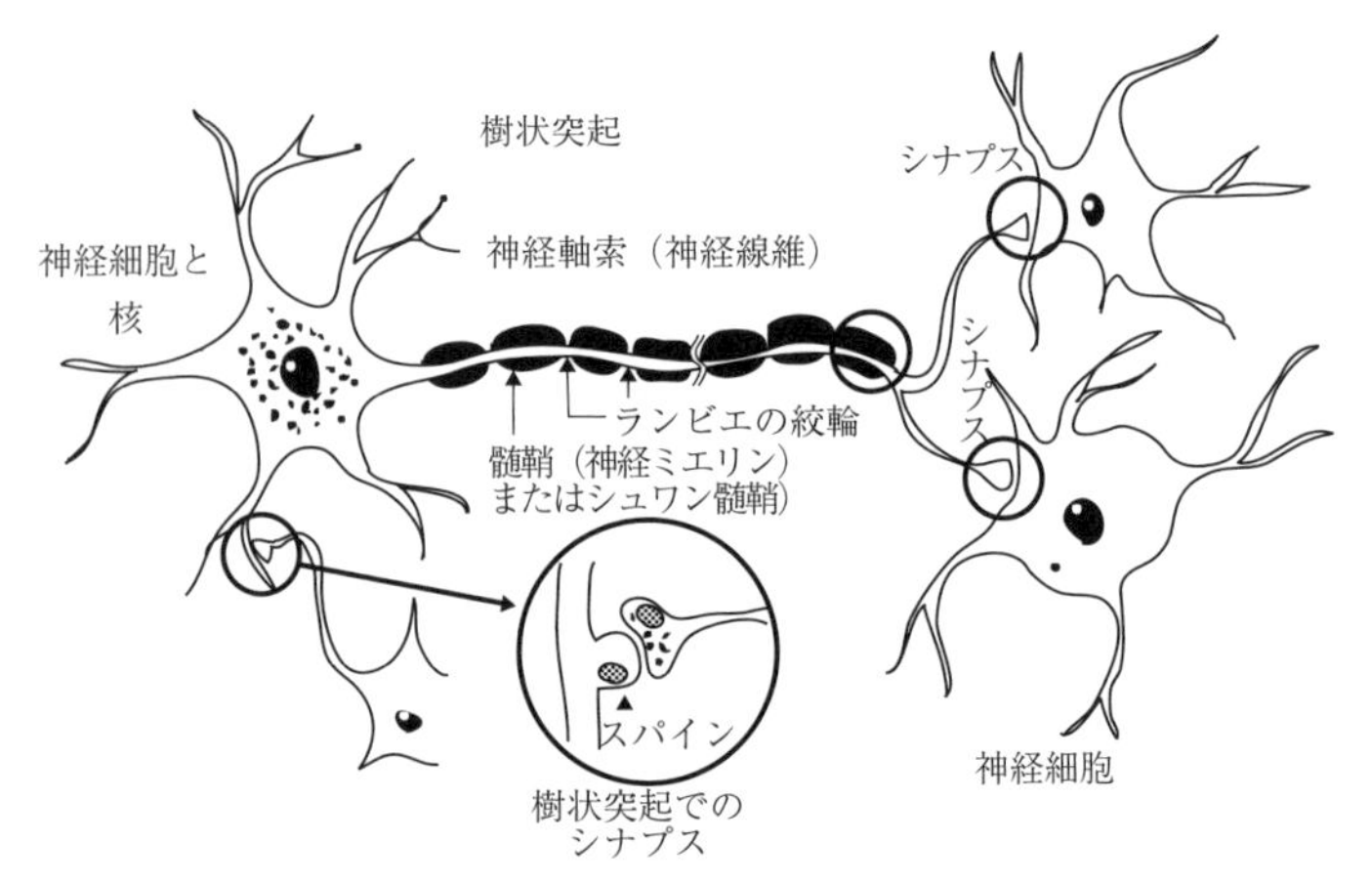

図9-3　シナプスと神経伝達物質

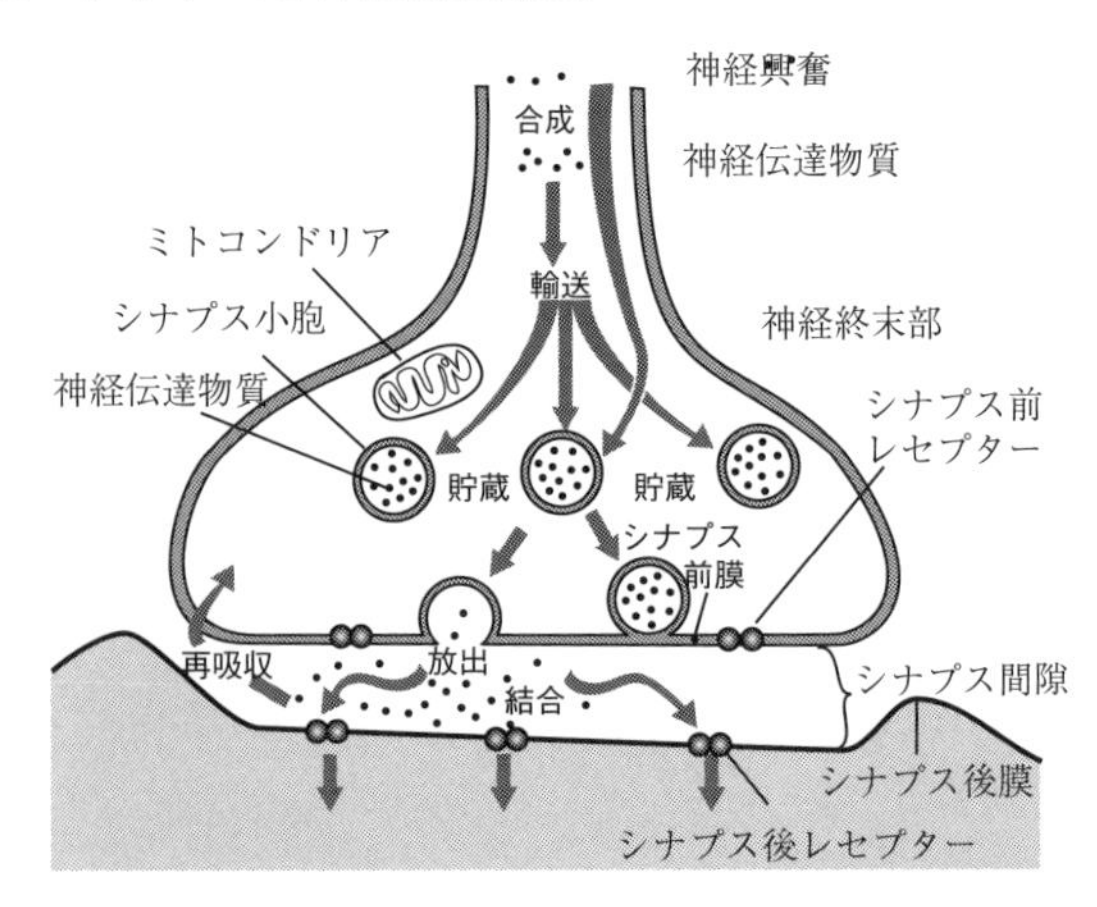

出典）『絵でみる脳と神経　しくみと障害のメカニズム　第２版』医学書院より

Q10 化学物質や電磁波に曝されると、フリーラジカルが発生するのですか？

生体組織にとって有害なフリーラジカルは、化学物質や電磁波が多いとさらに増えるのでしょうか？　フリーラジカルを減らすことはできますか。

危険なフリーラジカル

私たちの体の中では、常にフリーラジカルが発生しています。フリーラジカルとは、電子が一つ不足した非常に不安定な原子や分子のことです。安定した状態になろうとして、フリーラジカルは隣にある分子から電子を一つ奪い取ろうとします。これを「酸化」といいます。

電子を奪われた分子は、さらに隣にある分子から電子を奪うので、連鎖反応(れんさはんのう)のようにこのような酸化が次々に起きます。

フリーラジカルは、細胞脂質膜を酸化したり、細胞を構成するバックボーン（背骨）を分解したりして、細胞にダメージを与えて老化を早めるほか、遺伝子も傷つけ、ガンなどの病気の原因になります。

免疫細胞がフリーラジカルによって傷つくと、免疫系が抑制され、感染症やガンに罹りやすくなります。また、細胞膜が酸化すると、栄養素が運ばれなくなり、老廃物が排出できなくなってしまうのです。そのため、フリーラジカルの濃度をできるだけ低く抑えなくてはいけません。

私たちの体には、約六〇兆個の細胞がありますが、細胞内でエネルギーを生産する過程で、一〜二％のフリーラジカルが、呼吸する過程でも約二％のフリーラジカルが「副産物」として発生すると言われています。このように細胞の正常な活動でも発生するのですが、過剰に発生すると細胞の機能を抑制してしまうのです（表10-1）。

また、生活環境にある弱い電磁波に曝されても、殺虫剤や重金属などの化学的汚染物質に曝されても、フリーラジカルが発生します。電磁波と化学物質の両方に曝される環境では、その影響はもっと拡がるでしょう。

フリーラジカルを減らす抗酸化物質

フリーラジカルを減らすために、細胞の中ではフリー

表10-1　フリーラジカルが増える原因

① 運動などによる酸素の大量消費
② 大気汚染物質（タバコの煙、自動車の排気ガス、工場の排煙、オゾンなど）の吸入
③ 環境汚染物質や化学薬品への曝露（ダイオキシン類、PCB、トリクロロエチレン、農薬、食品添加物など）
④ 紫外線（太陽光）
⑤ レントゲンなどの放射線への被曝
⑥ 精神的ストレス
⑦ 重金属（カドミウム、水銀、鉛など）
⑧ 体内に侵入した病原菌を排除する過程で発生
⑨ 医薬品（解熱鎮痛抗炎症剤、抗ガン剤など）
⑩ 血液の流れが一時的に途絶えた後、再び流れ出した時（脳血栓、狭心症、心筋梗塞、心停止後など）

参考文献）角田和彦著『アレルギーっ子の生活百科』近代出版より

ラジカル・スカベンジャーが活躍します。スカベンジャーとは掃除屋という意味で、フリーラジカルを除去する抗酸化酵素（スーパーオキシドジムスターゼ《略してSOD》など）や、抗酸化栄養素（ビタミンA、C、Eなど）があります（図10-1参照）。これらの酵素や抗酸化栄養素が体の中に十分にあれば、発生したフリーラジカルを取り除くことができますが、不足していれば過剰なフリーラジカルが体内に発生し、細胞を酸化から守れなくなります。常に電磁波や化学物質に曝されている場合は、体内の抗酸化物質を使い果たしてしまうでしょう。

そこで、抗酸化栄養素を常に体内にストックしておくことが大切になるのです。抗酸化栄養素を補給しておけば、抗酸化酵素の働きを助けたり、大きなダメージが発生する前にフリーラジカルを減らすことができます。

健康状態を維持するためにも抗酸化栄養素は必要ですが、電磁波や化学物質に曝されている人は、抗酸化栄養素をより積極的に摂取するといいでしょう。神経細胞はフリーラジカルに弱く、細胞の再生も非常に遅いのですが、抗酸化サプリメントを摂取することで、神経細胞が守られ、ダメージが抑制されることがわかっています。

フリーラジカルを抑制するために必要な抗酸化物質はQ11でくわしく紹

図10-1　フリーラジカルとスカベンジャー

通常の呼吸でもフリーラジカルは発生しているが、殺虫剤や農薬などの有害化学物質、電磁波、精神的ストレスに曝されると、過剰なフリーラジカルが発生し生体組織にダメージを与える。フリーラジカルは、SODやカタラーゼなどのフリーラジカル・スカベンジャーや、ビタミンCなどの抗酸化物質によって、無害な物質や水に変化させることができる。

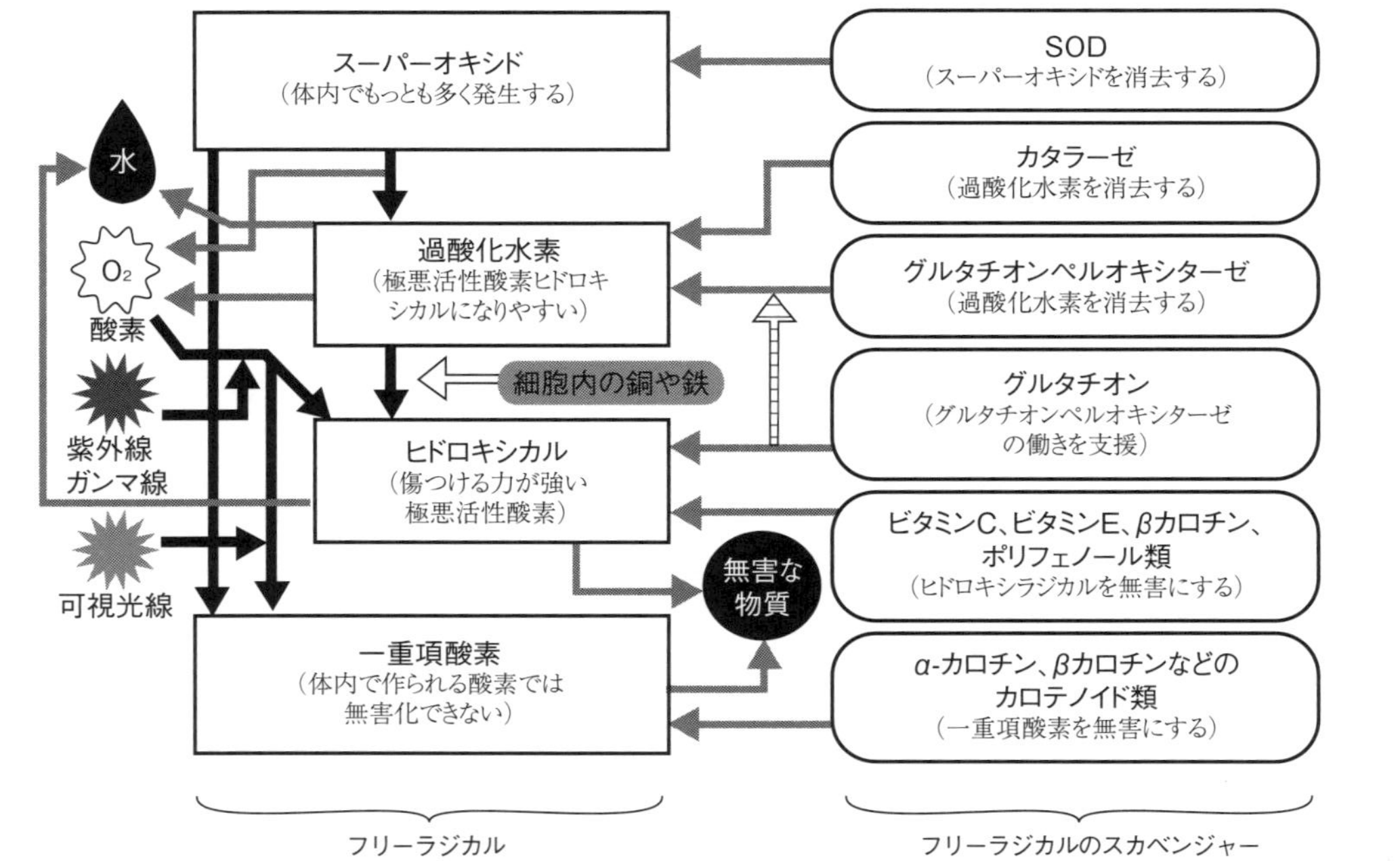

出典「http://www2.health.ne.jp/library/3000/w3000501.html」より

介しますが、抗酸化物質は毎日の食事から摂取し、不足分をサプリメントから摂るようにするといいでしょう。ただし、サプリメントを利用する場合は、食品素材から抽出され、添加物の少ない良質のものを選んでください。

Q11 フリーラジカルを減らすビタミンやミネラルについて教えてください。

フリーラジカルを抑制するには抗酸化栄養素が必要ですが、具体的にどんなビタミンやミネラルを摂取すればいいのですか。どんな食品に含まれていますか。

SODを活性化させるミネラル

フリーラジカルが細胞膜にある不飽和脂肪酸（ふほうわしぼうさん）や飽和脂肪酸を酸化すると、細胞内の器官がフリーラジカルの影響を受け、DNAが傷つきやすくなります。脂肪は最も酸化しやすい物質なので、フリーラジカルの攻撃に弱いのです。

抗酸化酵素のSOD（スーパーオキシドジムスターゼ）は、フリーラジカルを取り除き、細胞膜の酸化を防ぎますが、この酵素を活性化させるには、亜鉛、銅、マンガンなどのミネラルが必要です。

亜鉛は約三〇〇種類の酵素の働きに関わる重要なミネラルです。細胞の再生にとって必要な酵素で、不足すると傷が治りにくくなります。また、亜鉛の量によって、ストレスへの耐性が変わります。亜鉛を多く含んでい

細胞膜を作る脂肪酸

細胞膜は、コレステロールやオメガ3脂肪酸、オメガ6脂肪酸、タンパク質などから構成されている。コレステロールは飽和脂肪酸に、オメガ3やオメガ6脂肪酸は不飽和脂肪酸に分類される。不飽和脂肪酸は、飽和脂肪酸よりもフリーラジカルによって酸化されやすい。脂肪酸の詳細はQ22参照。

る食物は、米、肉、大豆などです。

銅はビタミンCを体内で有効に利用するためにも必要なミネラルです。豆類、魚介類、内臓肉、全粒粉の小麦粉などに含まれ、必要量は食品から十分に摂取できます。なお、サプリメントで亜鉛や銅を摂取する時は、亜鉛と銅を同時に摂取するようにしてください。亜鉛だけを摂ると銅の吸収を妨げますし、銅だけを摂ると亜鉛不足につながります。

マンガンは、精製していない穀物やナッツ類、緑黄色野菜（にんじん、ピーマンなど）などに含まれています。不足すると、めまいを起こしやすくなったり、記憶力が低下したりします。また、食物をきちんと消化して、体が食物の栄養素を有効に活用するためや、中枢神経が正常に働くためにも必要です。牛乳をたくさん飲む人や、肉食を好む人は不足しがちなので注意しましょう。

重要な栄養素ビタミンACE

ビタミンA、C、Eは抗酸化力が強い代表的な栄養素で、「抗酸化のエース（ACE）」とも呼ばれています。細胞膜の酸化を防ぎ、フリーラジカルを無害な物質に変えてくれます。これらの栄養素が体内に十分にあ

ビタミンAの抗ガン作用

山田豊文著『ビタミン・ミネラル革命』によると、「ベータカロチンの摂取量が一日四mg以上だと、肺ガンの発生率が〇・五%以下になる」という。ベータカロチンには、視力低下を防ぎ、免疫系を活性化させ、病気の回復を早める効果もある。

仕事でパソコンを使う人は、被曝によって発生するフリーラジカルから目を守るために、カロチンやグルタチオンを積極的に摂ったほうがいいだろう。

ビタミンCの効果と摂取方法

風邪をひいた時に、一〇〇〇ミリグラムのビタミンCを一日に二回摂ると、鼻水の原因になるヒスタミンの血中濃度が四〇%下がることがわかっている。また、発ガン性物質の

れば、連鎖的に起きる酸化を最小限でくい止めることができるのです。

ビタミンAには、動物性食品にのみ含まれるレチノールと、「カロチン」と呼ばれるプロビタミンAがあります。レチノールは摂りすぎると毒性がありますが、体内で必要に応じてビタミンAを合成するプロビタミンAは、レチノールのような危険性がありません。ビタミンAを摂取する際は、カロチンとしてニンジンなどの緑黄色野菜などから摂取しましょう。

ビタミンCは抗酸化物質として働くだけでなく、ビタミンEなど他の抗酸化栄養素の働きを助けます。ビタミンEは細胞膜の不飽和脂肪酸に溶け、フリーラジカルが発生すると、自身が酸化することで、細胞膜を酸化から守ります。ビタミンCは、酸化したビタミンEを復活させることもできます。

ビタミンCは、柑橘類（かんきつるい）、イチゴ、緑黄色野菜、ジャガイモ、トマトなどに含まれています。ローズヒップから作られたビタミンCには、ビタミンCを吸収しやすくする酵素も含まれています。

ビタミンEは、細胞膜脂質の酸化を防ぐだけでなく、ビタミンAやビタミンCの酸化も抑制します。小麦胚芽、大豆、植物油、精製していない穀類、葉野菜、アーモンド、ゴマ油などに含まれています。


ニトロソアミンを抑制する効果もあるが、摂取後、二〜三時間で排出されてしまう。一度に大量に摂るのではなく、朝・夕など数回に分けて摂取するといい。

なお、大量に摂取すると尿路結石ができやすくなるので、注意が必要。


化学物質過敏症患者に不足しているビタミン

化学物質過敏症や電磁波過敏症の治療・研究で世界的に有名なダラスの環境医学センター（ＥＨＣ―Ｄ）によると、化学物質過敏症患者はビタミンＢ３、Ｂ６、Ｃなどのビタミ

ビタミンEを助けるセレン

セレン（セレニウム）は抗酸化物質の中で最も強力な物質です。抗酸化酵素グルタチオン・ペルオキシターゼの主成分で、不飽和脂肪酸を酸化から守ります。その力はビタミンEの数百倍といわれるほど強力なのです。セレンとビタミンEは互いに補いあう関係にあり、どちらかが欠けると抗酸化力が大きく減少します。

セレンを豊富に含んでいる食品は、魚介類、レバー、玄米、トマト、ブロッコリー、ニンニクなどです。必要量は、食事から摂取できるでしょう。なお、摂りすぎると胃腸障害や爪がもろくなるなど、体調不良の原因になります。

抗酸化力のあるコエンザイムQ10（キューテン）

ビタミンEの働きを高めるコエンザイムQ10という補酵素も摂取した方がいいでしょう。生きている全ての細胞の中にあり、体の機能を果たすために必要なエネルギーを生み出すために働き、免疫力を高めますが、年を取るにつれて減少していきます。

ン、カルシウム、マグネシウム、亜鉛、セレンなどのミネラルが不足している（左図参照）。これらのビタミンやミネラルは、体の機能を維持するためにたいへん重要な栄養素だ。積極的に補うといいだろう。

不足している栄養素	不足率（%）
ビタミンB3	20%
ビタミンB6	60%
ビタミンC	30%
カルシウム	25%
マグネシウム	17.5%（白血球中で）
亜鉛	10%
セレン	14.5%（赤血球中で）

参考文献）石川哲、宮田幹夫共著『あなたも化学物質過敏症？　暮らしにひそむ環境汚染』（農文協）

穀類や肉、乳製品、野菜などに含まれていますが、調理する過程でほとんどが失われるので、サプリメントから摂取した方がいいでしょう。

ビタミンやミネラルの摂取量

この他にも、私たちの体はさまざまなビタミンやミネラルを必要としています（表11-1, 11-2）。たとえば、ビタミンB_2やB_{12}は、ビタミンCやEの抗酸化力を支えます。このように補いあうだけでなく、相乗効果（そうじょうこうか）もあるのでバランス良く摂取することが重要なのです。

なおビタミンやミネラルは、主に毎日の食事から摂取するようにしましょう。現代のように汚染物質の多い環境では、栄養素が使い果たされ、体の機能を維持できなくなる場合があります。

汚染環境下では、食事だけでは不足してしまうので、サプリメントで補うことも必要ですが、サプリメントだけで全てを賄（まかな）おうとすると、人体に必要な酵素や食物繊維、栄養素が摂取できなくなります。

何らかのアレルギー疾患や持病のある人は、特定のサプリメントを控えたり、摂ってはいけない場合もあります。サプリメントを継続して摂る場合は、必ず、主治医に相談してから摂取するようにしてください。

表11-1　主なビタミン摂取量と豊富な食品

元素名	推奨保健量	単位	食品*
ビタミンA	5000〜10000IU	IU/100g	鶏レバー　47000 卵黄　1800
ベータカロチン	10000〜25000IU	IU/100g	パセリ　4200 にんじん　4100
ビタミンB_1	20〜120mg	mg/100g	小麦胚芽　2.1 豚ヒレ肉　1.3
ビタミンB_2	20〜120mg	mg/100g	干しシイタケ　1.7 アーモンド　0.9
ビタミンB_6	20〜120mg	mg/100g	ビール酵母　1.3 くるみ　0.7
ビタミンB_{12}	100〜500μg	μg/100g	あさり　190 はまぐり　98
ナイアシン（ビタミンB_3）	30〜120mg	mg/100g	かつおぶし　61.7 ピーナッツ　21.5
パントテン酸（ビタミンB_5）	20〜120mg	mg/100g	ピーナッツ　2.8 納豆　2.6
葉酸	400〜800μg	μg/100g	大豆　225 ほうれん草　200
ビタミンC	500〜5000mg	mg/100g	パセリ　200 ブロッコリー　160
ビタミンD	400mg	IU/100g	きくらげ　1600 鮭　1200
ビタミンE	100〜500IU	IU/100g	小麦胚芽油　216 アーモンド　45
ビタミンK	80μg	μg/100g	納豆　835 かぶの葉　310

・IUは国際単位。
・推奨保健量とは、ストレスや汚染で消費される栄養素を考慮したうえで、健康状態を維持・改善すると期待できる数値。
*「食品」の欄の数字は、左側の「単位」の欄の単位に対応する（左頁の表も同様）
［例］パセリは、4200IU/100gのベータカロチンを含む。小麦胚芽は2.1mg/100g　のビタミンB_1を含む。ただし、食品中の含有量は、栽培された環境で変化するので、表の数値と違う場合もある。

参考資料：杏林予防医学研究所パンフレット

表11-2　主なミネラルの摂取量と豊富な食品

元素名	推奨保健量	単位	食品
カルシウム	800〜1200mg	mg/100g	鰯の煮干し　2200 ゴマ　1200
マグネシウム	400〜600mg	mg/100g	わかめ、昆布　900 アーモンド　338
ナトリウム	5000mg	mg/100g	食塩　37000 梅干し　4900
カリウム	5000mg	mg/100g	やきのり　2400 大豆(乾燥)　1900
銅	3mg	mg/100g	インゲン豆　6.1 牡蠣　4.8
亜鉛	20〜30mg	mg/100g	牡蠣　73.1 小麦胚芽　14.0
鉄	女性20mg	mg/100g	ひじき　55.0 高野豆腐　9.0
マンガン	3〜5mg	mg/100g	抹茶の葉　145.0 わかめ　4.2
クロム	100〜200μg	μg/100g	干しひじき　270 ビール酵母　112
モリブデン	150mg	μg/100g	カリフラワー　120 納豆　95
リン	800〜1200μg	μg/100g	鰯の煮干し　1500 高野豆腐　710
セレン	100〜200μg	μg/100g	燻製ニシン　141 わかさぎ　123

Q12 どんなミネラルが体内で不足しているのか、調べることはできますか？

電磁波に被曝すると、体内のミネラルバランスが狂うことはわかりました。体内のミネラル量を調べ、過不足を適切に補うには、どうしたらいいですか。

ミネラルバランスを調べる「毛髪ミネラル検査」

体内に蓄積した有害ミネラル（重金属）の量や、必須ミネラルの過不足を調べるには、毛髪分析検査をするのが良いでしょう。毛髪には血液より多くミネラルが含まれているので、少量の毛髪があれば〇・〇〇一ppm単位でミネラル量を正確に測定できます。

三〇年以上前から毛髪ミネラル検査をしている杏林予防医学研究所は、現在、年間約五〇〇〇人の毛髪分析を行なっています。同研究所の古川栄一さんによると「日本人は魚を多く食べるせいか、欧米や近隣のアジア諸国と比べて水銀の蓄積量が約二倍も多い」そうです。海外で暮らしている日本人は、水銀の蓄積量がそれほど多くないので、体内ミネラルのバランスに、食生活がいかに大きな影響を与えているかがわかります。

杏林予防医学研究所

毛髪分析を実施する研究機関で、山田豊文医学博士（分子栄養学）が代表を務める。分析結果を見ながら、どんなミネラルやビタミンを摂ったらいいか、食生活の注意点などを電話相談できる。毛髪ミネラル検査は一万一〇〇〇円（税込み）。

電話〇七五―二五二―〇〇〇八

www.kyorin-yobou.

ちなみに、水銀はうつ状態や情緒不安定、皮膚炎などの原因になり、砒素は胃腸障害や疲労感を引き起こします（表12‐1）。水銀は亜鉛（成長に関わる）やセレン（発ガン性物質を抑える）の働きを抑制するので、水銀が蓄積しているなら亜鉛やセレンのサプリメントを摂ると良いでしょう。セレンには水銀の毒性を抑える効果もあります。

ミネラルバランスを整えるには

化学物質過敏症患者の治療にあたっている札幌でむら小児クリニックの出村守院長によると、「何らかのアレルギーがある人は、有害重金属や必須ミネラルが不足しているケースが非常に多い」そうです。化学物質過敏症やアトピー性皮膚炎、アレルギー性鼻炎、アナフィラキシー型食物アレルギーなどの患者五九人を対象に毛髪ミネラル検査を行なったところ、水銀、ヒ素、鉛などの有害重金属が全員から検出され、亜鉛、銅、セレン、ナトリウム、カリウムなどの必須ミネラルが不足していることがわかりました。

化学物質過敏症や電磁波過敏症の症状を改善するには、体内に蓄積した有害ミネラルを排出し、電磁波被曝などで不足している必須ミネラルを補

表12-1　代表的な有害ミネラルとその自覚症状

有害ミネラル	健康障害の兆候	主な原因
アルミニウム	食欲不振、筋肉痛	アルミホイル、アルミ鍋
カドミウム	脱毛、貧血、疲労	喫煙、排気ガス
鉛	貧血、頭痛、不安感	ガソリン、絵の具
水銀	うつ状態、しびれ	汚染された魚介類
ヒ素	疲労、胃腸障害	殺虫剤、除草剤
ニッケル	無気力、下痢、皮膚炎	喫煙、マーガリン

出典：杏林予防医学研究所パンフレット

い、体の機能がきちんと働くようにしなくてはいけません。フリーラジカルの項（↓Q10）で説明したように、電磁波や化学物質に曝されると、過剰なフリーラジカルが発生するので、これらのフリーラジカルを抑制するためにも、抗酸化力のあるビタミンやミネラルが必要です。

ただし、それぞれのミネラルは、体内で微妙なバランスを保っているので、補う際もそのバランスを崩さないよう注意が必要です。毛髪ミネラル検査をすれば、何が不足し、何が過剰なのかがわかり、それらのバランスを整えるようミネラルを効果的に摂取することができます。また、定期的に毛髪ミネラル検査をすれば、有害ミネラルをどれだけ排出できたのか、食習慣が適切かどうかを確認できます。

日本人にあったサプリメントとは

ミネラルのバランスを正常にするには、食生活を改善することも大切ですが、食事から摂取できるミネラルやビタミンの量は限られています。汚染物質の少ない環境なら、食事から摂るミネラルやビタミンだけで十分かもしれませんが、体内に過剰な有害ミネラルが蓄積している上に、電磁波や化学物質に常に曝される環境ではミネラルとビタミンの補給も必要です。

砒素の蓄積量も多い日本人

杏林予防医学研究所によると、諸外国に比べて日本人は砒素の蓄積量も目立つという。砒素は農薬や殺虫剤に含まれ、農作物や水を汚染し、魚介類からも発見されている。農薬使用量は、Q20参照。

魚は食べない方がいい？

ＥＰＡ（米環境保護局）の調査で、魚介類を週二回食べる女性は、過去三〇日間に食べなかった人より、血中の水銀濃度が七倍も高いことがわかった。

しかし、魚には大切な栄養素も含まれているので、全く食べないというのも考えもの。ＦＤＡ（米食品医薬品局）では、週二回魚料理を食べるなら、エビ、サケ、タラなど、水銀濃度の低い魚介類を食べるよう薦めている。できるだけ汚染されてい状況に応じてサプリメントも摂った方がいいでしょう。
今は薬局やコンビニでさまざまなサプリメントが売られていますが、そのほとんどは化学合成されたサプリメントで、必須ミネラルやビタミンの含有量が少なく、指定量を摂取してもどれだけ効果があるのか疑問です。サプリメントを選ぶ際は、食品から抽出され添加物が少ないものを、メーカーに確認してから選ぶようにしましょう。なお、日本人は胃腸の弱い人が多いそうです。消化吸収力が弱っている人は、錠剤よりも粉末状になったサプリメントを摂るといいでしょう。
サプリメントはあくまでも食事で摂取できない栄養素を補助的に補うものです。サプリメントを摂ったから、食事をしなくてもいいというわけではありません。食材から摂取できる栄養素は何万種類もあります。毎日の食事を一番大切にしてください。伝統的な和食には、ミネラルやビタミンが豊富に含まれています。添加物や農薬を避け、安全な食材と水で料理しましょう。

ない海域で獲れた、生態系の下位にいる魚（例えば小魚など）を食べるようにしよう。

良質なサプリメントとは

杏林予防医学研究所では、膨大な毛髪分析のデータを生かして、サプリメント販売会社のＮＵサイエンスとともに、日本人向けのサプリメントを開発している。成分は食品から抽出し、市販のサプリメントよりも成分量が格段に多い。ＮＵサイエンスの販売代理店は同社へ問合せを（電話〇七五―二五二―〇三六二）。インターネットでも代理店を検索できる。

Q13 体調を快復させるために、アミノ酸も摂取した方がいいのでしょうか？

アミノ酸を摂ると体にいい、という話をよく聞きます。電磁波過敏症や化学物質過敏症の症状を緩和するためにも、アミノ酸は必要なのですか。

私たちの体はアミノ酸でできている

アミノ酸とは、タンパク質を分解した最終的な形です。私たちの体は、DNAの指令を元に、約二〇種類のアミノ酸を組み合わせて構成されており、神経や内臓、脳、筋肉、骨なども元を辿(たど)ればアミノ酸なのです。

また、アミノ酸は生体機能を高めるために、さまざまな分野で働いています。神経伝達物質の材料になって記憶力や集中力を高めたり、不安や緊張、うつ症状を和らげたり、代謝で発生するアンモニアを解毒(げどく)したり、免疫細胞を活性化させて免疫力を高めるなど、体の機能を維持していく上で欠かせない物質なのです。

成人の場合、体重一kg当たり〇・八gを毎日摂取するといいと言われています。鶏の胸肉一一〇g中約三〇gのタンパク質が含まれていますし、大豆やかつお節にも豊富に入っています。これらの食品を積極的に摂取するといいでしょう。

化学物質過敏症患者にも必要？

化学物質過敏症になると、疲労感や不安感、うつ的な症状、頭がはっきりせず眠気が強い、などの症状を訴える方が多いのですが、アミノ酸はこのような症状を改善する効果があります。

化学物質過敏症患者の治療にあたっている、札幌でむら小児クリニック院長の出村先生は、アミノ酸のサプリメントを摂取するよう、薦めています。食品から摂取するよりも、短時間で効果的に補給できるからです。出村守先生は、筋力を付けるトレーニングをする前にアミノ酸を摂取するよう、患者さんに伝えているそうです。「化学物質過敏症の患者さんは、基礎代謝（きそたいしゃ）が落ちている人が多い。代謝が低いと、脂肪に蓄積した化学物質や環境ホルモンを排出しにくくなる。体調が悪いと体を動かすのは大変だろうが、できる範囲で筋肉をつけるための運動をし、少しでも代謝を上げて欲しい。アミノ酸は脂肪を分解するホルモンを作り、筋肉もつきやすくなる」とのこと（表13-1）。

アミノ酸の摂取量

医学博士の三條健昌さんは著書『アミノ酸で体の調子がどんどんよくなる！』（三笠書房）で、食事によって八〇グラムのタンパク質を摂った上で、アミノ酸のサプリメント八～一二グラムを摂取するよう薦めている。

またアミノ酸は、免疫力を高めるためにも必要です。ガン細胞を食べるキラーT細胞などの免疫細胞の量を増やし、活性化させます。必須アミノ酸のアルギニンは抗酸化物質でガン細胞を破壊するNO（一酸化窒素）を作り、ヒスチジンは過剰な免疫反応を抑制するために働きます。免疫力が低下している人は、積極的に摂取するといいでしょう。

記憶力や集中力もよくなる？

電磁波過敏症の症状として、記憶力や集中力が無くなる、ということがあります。どうしてこのような状態になるのか、そのメカニズムはまだわかっていませんが、アミノ酸を補給すれば、このような症状を改善できるかもしれません。

脳は身体の各部分に情報を伝えたり、記憶したりするのに、大量の酸素とエネルギーを使用します。イソロイシン、アルギニン、チロシン、フェニールアラニンなどのアミノ酸は、脳が情報を伝えるために必要な神経伝達物質の元になり、十分にあると記憶力や集中力が高まると言われています。

また、グルタミン酸、グルタミン、アルギニンは興奮性の神経伝達物質

表13-1　人体に必要なアミノ酸の種類

必須アミノ酸	非必須アミノ酸
食事から摂取、体内では合成できない	脂肪、糖、他のアミノ酸から体内で合成
バリシン、ロイシン、イソロイシン、ヒスチジン、フェニールアラニン、トリプトファン、リジン、メチオニン、アルギニン、スレオニン	グルタミン、プロリン、グリシン、アスパラギン、グルタミン酸、アスパラギン酸、システン、チロシン、セリン、アラニン、タウリン、オルチニン、システイン

で、うつ的な症状を抑え、気分を明るくする効果があります。

なお、出村先生は「サプリメントで摂取する場合は、特定のアミノ酸を単体で摂るのではなく、さまざまな必須アミノ酸が含まれた複合剤を摂るように」すすめています。複数のアミノ酸が揃って、初めて体内で正常に働くので、「特定のアミノ酸だけを補ってもあまり意味がない」からです。

アミノ酸を多めに摂るようになってから体調が改善したという例もありますので、興味のある方は試してください（表13-2）。

表13-2　アミノ酸の効果とアミノ酸を含む食品

症状	アミノ酸	食品名
冷え性、貧血	ヒスチジン、ヨータACA	粉末状大豆タンパク、かつお節、カツオ（生）
不眠症	アスパラギン酸、ヒスチジン、トリプトファン	粉末状大豆タンパク、粉末状小麦タンパク、かつお節、カゼイン、湯葉（干し）
イライラ、うつ	アスパラギン酸、ギャバ、グルタミン、グルタミン酸、アルギニン	粉末状大豆タンパク、大豆、きな粉、凍り豆腐、湯葉（干し）、カゼイン、落花生、そら豆、シラス干し
肩こり	バリン、ロイシン、グルタミン、イソロイシン、アルギニン	粉末状大豆タンパク、粉末状小麦タンパク、かつお節、凍り豆腐、湯葉（干し）カゼイン、あまのり

参考文献）三條健昌著『アミノ酸で体の調子がどんどんよくなる！』（三笠書房）

Q14 体に蓄積した重金属や化学物質を排出することはできますか？

私たちの体には、すでに放射性物質や食品などから摂取した重金属、有害化学物質が溜まっています。これらを排出するにはどうしたらいいのでしょうか。

放射性物質を排出するには

原子力発電施設や、老朽化し放置された原子力潜水艦、チェルノブイリや福島原発事故などから発生する放射性物質は、大気や水を汚染しており、私たちの体にも放射性物質が蓄積しています。

放射性物質はおもに骨や歯に吸収され、免疫細胞や血液を傷つけ、白血病を起こすこともあります。

コンブに豊富に含まれているアルギン酸塩は、骨に蓄積した放射性物質のストロンチウム90を八三％取り除くことがわかっています。また、バリウムやカドミウムなどの重金属も除去するので、放射性物質に汚染されていない海で採れた海草類を摂るといいでしょう。

ただし、甲状腺に障害のある人は医師に相談してください。

重金属はキレーションで排出

私たちは、食物や水、空気を通して、水銀やカドミウム、ヒ素、鉛などの重金属を摂取しています。

これらの重金属は血液に吸収された後、神経系、免疫系、肝臓、腎臓などを傷つけ、骨に蓄積されます。重金属が蓄積した状態で、生活環境にある電磁波に長期間曝されると、さまざまな病気が悪化する可能性があります。

重金属を排出するには、キレーションという方法が有効です。重金属をはじめミネラルは、アミノ酸とくっついた状態（キレートした状態）で、吸収・排出される性質があります。そこで、骨に蓄積した重金属をアミノ酸（キレート剤）で挟み込んで血液に引っ張り出し、尿の中に排出することができるのです。

キレーションをするには、まず、自分の体に重金属がどのくらい蓄積しているのかを毛髪ミネラル検査で調べてから行なってください。さまざまなキレート剤があり、病院のアレルギー科などでキレーションをすることもできます。

キレート

ギリシア語で「カニのはさみ」をキレートという。キレーションとは、カニの爪で挟むようにして、重金属をつかんで血液中に出し、体外に排出すること。

化学物質や環境ホルモンを排出する

さらに私たちは、ＰＣＢやＤＤＴ、ダイオキシン類などの環境ホルモンや、ベンゼン、ホルムアルデヒド、トルエンなどの揮発性有機化合物（ＶＯＣ）にも曝されています。ＶＯＣは、呼吸器粘膜（ねんまく）や目を傷つけ化学物質過敏症やアレルギー疾患などの原因になりますが、不安定な物質なのですぐに分解されます。しかし、環境ホルモンは脂肪に蓄積しやすく、免疫系や神経系を傷つけるほか、ガンを含むさまざまな病気を引き起こします。

脂肪に蓄積した化学物質を排出するには、脂肪を燃やし、汗や尿として排出するのが一番です。運動をして汗をかいたり、Ｑ17で紹介する入浴療法を試してください。過敏症の人は自律神経が乱れている方が多く、ウォーキングをしたり、風呂に入ってもなかなか汗が出ない人が多いようですが、毎日続けると、しだいに汗が出るようになります。

なお、運動は無理のない範囲で続けてください。周囲の環境や体調が悪くて、家の外に出るのが難しい人は、ストレッチ運動やヨガ、足踏み運動をするだけでもかまいません。室内の段差を利用して踏み台昇降をすることもできるでしょう。体脂肪は運動を始めてから二〇分で燃え始めるので、最低でも二〇分は運動を続けるのが理想的ですが、調子の悪い人は無理をせず、最初は短い時間からはじめ、徐々に運動時間を延ばしていきましょう。Q13で紹介したように、運動前にアミノ酸を摂取すると脂肪が燃えやすくなります。

腸をきれいにするファスティング

短期間の断食（ファスティング）も、脂肪を燃えさせて有害物質を排出するのによい方法です。消化器官を休ませ、普段は消化に使っている体内酵素のエネルギーを、代謝を活性化するために使うことができるからです。ファスティング中に、弱っていた細胞や組織を修復でき、白血球が活性化し免疫力が高まります。

ファスティングを行なう三～七日前から、低カロリーの食事を摂るようにしましょう。豆腐、野菜、魚などの和食を中心に、ビタミンやミネラルを補給します。ファスティング初日の朝は、二〇〇～四〇〇ccのミネラルウォーターを飲み、一日三回野菜ジュースを飲みます。

杏林予防医学研究所の所長、山田豊文博士が監修した『ファスティングダイエット』（アスコム）では、豆乳をベースに野菜や果物を搾ったフレッシュジュースを飲むよう、薦めています。ファスティングを実行する方は、ぜひ一読して下さい（表14-1）。

ファスティング中は、腸を休ませるために、食物繊維も避けなくてはいけません。電磁波過敏症の人はジューサーやプロセッサーを使えないでしょうから、すり下ろした野菜をガーゼに包んで絞ってみてはどうでしょう。体内の酵素を活性化させるために、ビタミンやミネラルをサプリメントで補うと、より効果的です。

なお、ファスティング中に頭痛がしたり、気分が悪くなる方もいます。これは脂肪が燃えて副産物としてケトン体という成分ができたためです。心配はいりませんが、症状が重いようならジュースの回数を増やしたり、お粥（かゆ）を食べたりして、血糖値を上げるといいでしょう。

ファスティングは三日間で終了します。終わった後は、お粥など消化のよいものを食べ、徐々にいつもの食事に戻していきます。

月に一度のペースでファスティングを実行するといいのですが、生理中や妊娠期間中は避けてください。また、持病のある方は必ず医師に相談してから実行してください。

表14-1　ファスティングジュースの作り方

材料	ニンジン1/2本（約100g） ほうれん草1/2束弱（約80g） キャベツ2枚（約80g） バナナ1/2本（約50g） 豆乳100cc レモン汁少々
作り方	ニンジン、ほうれん草、キャベツ、バナナをジューサーに入れ、絞り汁に豆乳とレモン汁を混ぜて飲む。ファスティング中は消化の負担になるものを摂らないことが大事なので、食物繊維は摂取しないように。電磁波過敏症などで、ジューサーが使えない場合は、すり下ろして、ガーゼで絞ってもよい。また、新鮮な酵素を摂取できるよう、飲む直前に野菜を調理しよう。

参考文献）杏林予防医学研究所所長山田豊文監修『ファスティングダイエット』（アスコム）

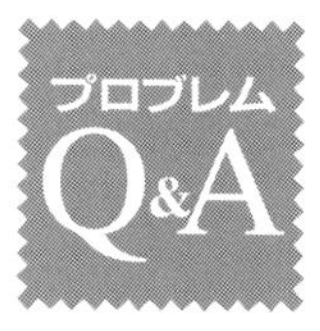

III

過敏症に効く代替医療

Q15 過敏症に効果のある代替医療には、どんなものがありますか？

欧米では代替医療が注目を集めているそうですが、電磁波過敏症や化学物質過敏症に効く代替医療もあるのですか。日本でもそのような治療は受けられますか。

補完代替医療の効果

九〇年代になって補完代替医療（CAM）が見直され、各国で広く利用されるようになってきました。代替医療には、鍼やハーブ療法、マッサージなどの伝統的なものから、サプリメントの摂取までさまざまな種類があり、すでに日本人の三人に二人は何らかの代替医療を利用しています。日本では、鍼灸や漢方薬などが中心ですが、アメリカではオステオパシーやカイロプラクティックが、ヨーロッパではホメオパシーやハーブ療法などが主に利用されています（図15-1参照）。

病院で主に行なわれている現代西洋医学は、現れた症状を抑える対処療法が中心です。一方、CAMはホリスティック（全体的な）医学とも呼ばれるように、患者の心身両面の状態を捉え、改善していこうとするもので

症状に応じて医療を選ぶ

代替医療の分野で世界的に有名なアンドルー・ワイル博士は、著書『ワイル博士のナチュラル・メディスン』（春秋社）の中で「現代医学は外傷、急性細菌感染症、強力な薬剤や外科手術を必要とする緊急時の対処には非常にすぐれている。しかし、ウィルス性感染症、慢性変性疾患、アレルギー、自己免疫疾患、多くのタイプのがん、精神疾患、〈機能性疾患〉にはほとんど無力である」と書いている。現代西洋医学を無視す

図15-1　国によって異なる代替医療の範囲

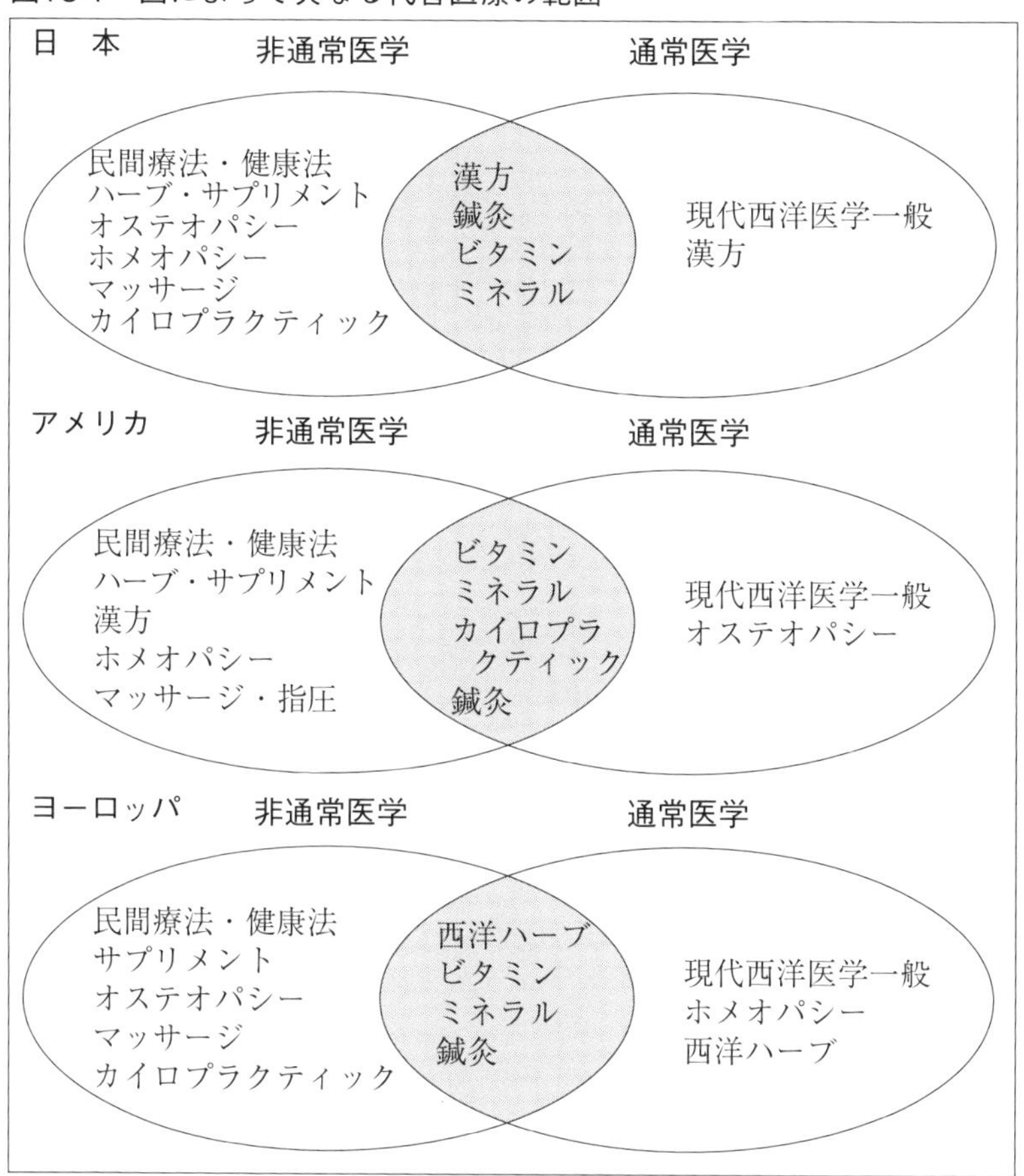

通常医学とは一般病院で受けられる医療で、非通常医学とは代替医療のこと。

出典）蒲原聖可著『代替医療』（中公新書）より

す。患者の自然治癒力を向上させ、症状の緩和だけでなく病気の予防にも役立つでしょう。

アンケートから見た代替医療の利用状況

Ｑ３でも触れたように、日本での電磁波過敏症発症者の実態を把握するため、私が主催する〝いのち環境ネットワーク〟（旧称：ＶＯＣ―電磁波対策研究会）では、二〇〇九年にアンケート調査行なっています（Yasuko Kato, Olle Johansson "Reported functional impairments of electrohypersensitive Japanese: A questionnaire survey" Pathophysiology 19（2012）95-100）。アンケートでは、ＣＡＭの利用についても尋ねました。

　電磁波過敏症だと診断された人たちの六一・七％は、食事療法と電磁波をできるだけ避けることを医師にアドバイスされていました。サプリメントの摂取は五五・九％、歯科金属の除去は三二・三％、ビタミン剤の摂取は二六・四％でした。

　また、自分で電磁波過敏症だと考えている人や電磁波に敏感だが過敏症ではないと考えている人も含めた全回答者（七五八人）のうち七二・〇％は、サプリメントの摂取（四六・三％）や運動（三八・九％）、入浴（三五・二％）、

るのではなく、病気の種類に応じて、医療を使い分けるようにしよう。

オステオパシー
筋肉や骨のバランスを整えることで自然治癒力を高め、体調を回復させる療法。頭蓋骨から骨盤にかけての骨格調整をとくに重視する。

カイロプラクティック
脊髄のゆがみを矯正して健康状態を診断し、治療する療法。

食事療法（三五・二％）、ホメオパシー（三三・三％）など、何らかのCAMを実際に利用していました（表15－1）。

アンケートでは、CAMを利用した人に、その満足度も尋ねました。「とても良い」と感じたら「3」を、「まあまあ」だと感じたら「2」を、「少し良い」は「1」、「無し」または「わからない」は「0」と記入するようお願いし、利用したCAMの満足度を記入してもらいました。集計時に、合計得点を利用者の人数で割って平均値を出しました。その結果、最も高く評価されたCAM（2点以上）は、運動療法、エネルギー・ヒーリング、カイロプラクティックでした。

満足度はあくまでも主観的なものですし、アンケートに参加した人数も

表15-1　利用された補完代替医療とその満足度

	人数（%）	満足度の平均値
サプリメント摂取	25（46.3）	1.4
運動療法	21（38.9）	2.1
食事療法	19（35.2）	1.8
入浴療法	19（35.2）	1.7
ホメオパシー	18（33.3）	1.6
気功	17（31.5）	1.8
漢方薬	14（25.9）	1.4
フラワーエッセンス	12（22.2）	1.5
エネルギーヒーリング	9（16.7）	2.1
鍼灸	8（18.5）	1.8
ヨガ	7（12.9）	1.9
アロマセラピー	6（11.1）	1.8
ハーブ療法	6（11.1）	1.5
カイロプラクティック	5（9.3）	2.2
オステオパシー	2（3.7）	1.0

エネルギー・ヒーリング

レイキ、セラピューティック・タッチなど、人体の周囲にエネルギー場（気）があると考え、そこに働きかけて気の流れを調整する療法。アメリカでは五〇以上の著名な病院やクリニックで患者に提供され、うつや痛み、エイズの治療で効果的だという研究もある。アメリカ国立衛生研究所（NIH）は、顎関節症、繊維筋痛症、ガンなどへの効果を調べている。NIHによると、アメリカで二〇〇六年にエネルギー・ヒーリングを受けた成人は一二〇万人、子どもは一六万人。

セラピューティック・タッチについて詳しく知りたい方には、ニューヨーク大学名誉教授ドロレス・クリーガー著『セラピューティック・タッチ　あなたにもできるハンドヒーリング』（春秋社）がお勧め。

少ないので、アンケート結果だけで「どのＣＡＭが効果的だ」と言うことはできませんが、過敏症の人がＣＡＭを利用する上で参考になるかもしれません。

なお、ＣＡＭを利用する際は、できるだけ主治医に相談してください。

代替医療を選ぶ際の注意

化学物質過敏症になると、医薬品などの化学物質にも反応するので、過敏症以外の病気になっても薬を使えない方が少なくありません。しかし、ＣＡＭを利用すれば、これらの病気にも対処できるでしょうし、過敏症の症状自体も軽くできる可能性もあります。

一番良いのは、現代西洋医学と代替医療の両方を熟知した医師や、ＣＡＭも治療に取り入れている病院にかかることです。残念なことにこのような病院は少ないのですが、最近は少しずつ増えているようです。インターネットなどを利用して情報を集めてみるのもいいでしょう。また、ＣＡＭを受ける前には、できるだけかかりつけの医師に相談するようにしましょう。

現代西洋医学にしろ、ＣＡＭにしろ、盲信するのは危険です。治療の中

ＣＡＭを取り入れている病院

上馬場和夫著『代替医療＆統合医療イエローページ』（河出書房新社）で紹介されている。

フラワーエッセンス

植物をベースにした代替医療の一つで、イギリスの医師エドワード・バッチ博士が開発した「バッチフラワーレメディー」が有名。オーストラリアの野草をベースにした「オーストラリア・ブッシュ・フラワー」の製品「エレクトロ」や「エマージェンシー」を使うと、電磁波過敏症の症状が軽くなるという人もいる。

心になるのは、自分自身だということを念頭に置き、わからないことがあったら遠慮せずに医師や治療家に質問しましょう。また日記を付けるなどして、症状の変化を客観的に観察し、自分の状態を把握する習慣をつけるといいでしょう。

ＣＡＭを受ける際は、療法の特徴や効果を知り、治療家と一緒に病気を治そうとする姿勢が重要になります。どんなＣＡＭが自分に合うのかよく調べたり、医師や治療家の意見を聞いて、納得してから受けるようにしてください。

Q16 鍼灸や気功などの代替医療も過敏症の治療に役立つのでしょうか？

古くから伝わる鍼灸や気功などを使って、過敏症の症状を改善することはできるのでしょうか。自宅でも簡単にできる呼吸法について教えてください。

「気」の流れを整えて症状を改善

東洋医学では、私たちの身体には「気」というエネルギーが流れており、気の流れが滞ると病気になると考えられています。鍼灸も気功も、気の流れを整えるために、数千年という時間をかけて考案された治療法です。最近は西洋医学の現場でもこれらの治療法が見直されており、化学物質過敏症や電磁波過敏症の治療で世界的に有名なアメリカのＥＨＣ－Ｄ（環境医学センター）でも、鍼治療を導入しています。

ツボを刺激する鍼灸

身体には、特定の臓器と密接に結びついた一〇〇〇以上のツボ（経穴）があり、鍼灸ではこのツボに鍼を打ったり、灸を据えたりします。体調

漢方薬の効果

鍼灸や気功だけでなく、漢方薬を飲むのも効果的。電磁波や化学物質の影響で起きやすい倦怠感や自律神経失調症などの症状は、漢方が得意とする分野だ。もっとも漢方では、病気そのものではなく患者の身体を治すので、同じ病気でも患者によって処方が変わる。

が悪いと、ツボが凝ったり、落ち窪んだりしますが、このような状態になったツボを刺激することでエネルギーの流れを整え、症状を改善することができると言われています。気の流れが改善すると、血流もよくなり、新陳代謝が活発になるそうです。

ゆっくり呼吸をしながらツボを圧迫する「ツボ押し」をするのもいいでしょう。ツボ押しは自宅でも簡単にできますから、外出しにくい過敏症の方にはうってつけかもしれません。

気功のメカニズム

気功が身体に影響を与えるメカニズムはまだ解明されていませんが、中国の研究では、気功士が発する気に抗ガン作用、抗ウィルス作用があると報告されています。「気」が出るときに、ごく微量の超低周波、赤外線なども放出されることがわかっています。また、気を発する時、気功士の皮膚がわずかに振動していることも確認されました。皮膚は約八ヘルツ（一秒間に八回振動）の周波数で振動していましたが、これはリラックスした時に出る脳波のアルファ波（八〜一三ヘルツ）や、シューマン共振の一次波（八ヘルツ）とほぼ同じです。気功士が気を発する時には、アルファ波

シューマン共振

自然界に存在する超低周波電磁波。地球全体と共振しているので、発見者の名を取ってシューマン共振と名付けられた。生体システムにとって特に重要な電磁波と考えられている。

各国で進む気の研究

中国科学学院上海原子核研究所の科学者が、ある気功士のツボを調べたところ、〇・〇六〜〇・〇九ヘルツの赤外線が測定された。また、気を発する時、気功士の脈拍数や血液循環の勢いは大きく変動し、気を受ける人も気功士の変化に連動して脈拍数などが変化した。

やシータ波（四〜八ヘルツ）の脳波が出ていることも、最近の研究でわかりました（16-1）。周波数と治療効果に何らかの関係がある事は確かなようですが、どのようなメカニズムが働いているのか、今後の研究が待たれます。

なお、気功士が発した気は外気といい、外気を受けて治療することを「外気功」といいます。これに対し、自分の気をコントロールして自然治癒力を高める「内気功」という方法があり、内気の強さは自分で鍛えることができます。例えば、太極拳のように身体を動かす動功、ツボをマッサージする按功、身体を動かさずに呼吸を整えることで気の流れをよくする静功などです。最近は、気功法を紹介する本やＤＶＤもあるので、自宅で挑戦してみてはいかがでしょう。

リラックスする呼吸法

なお、どの気功も呼吸法が基本にあります。「丹田呼吸法」とも呼ばれているもので、へその約一〇センチ下にある「丹田」を意識して、鼻から息を吸ってから、時間をかけてゆっくり口から吐きます。この呼吸法を繰り返すと、副交感神経が優位になります。

人間の脳波

気を発している時は、アルファ波やシータ波を発生し、リラックスした状態になっている。

表16-1　人間の脳波

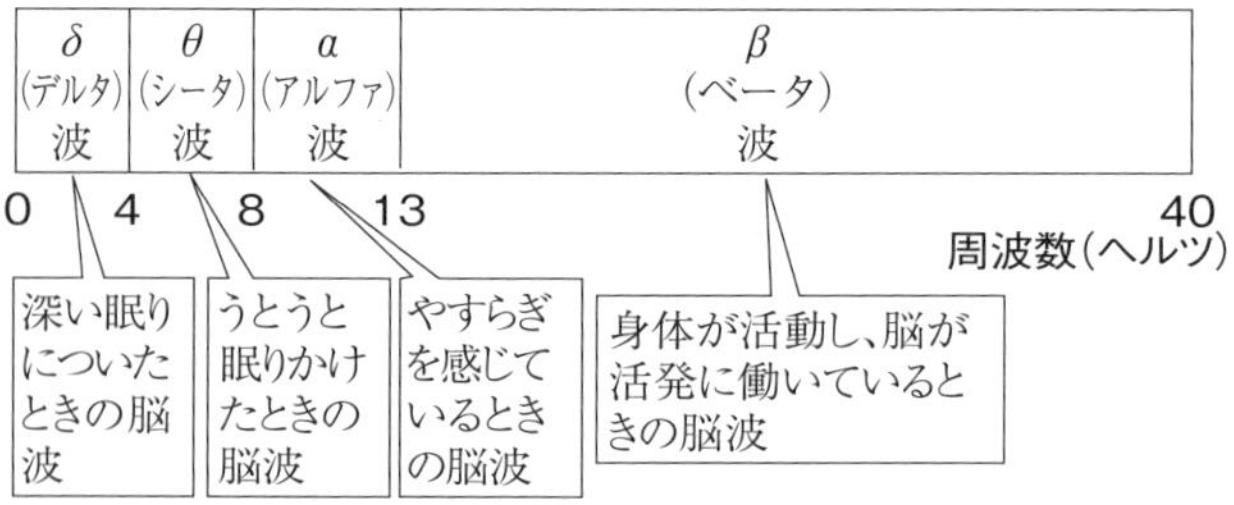

周波数（ヘルツ）	0〜4	4〜8	8〜13	13〜40
脳波	δ（デルタ）波	θ（シータ）波	α（アルファ）波	β（ベータ）波
状態	深い眠りについたときの脳波	うとうと眠りかけたときの脳波	やすらぎを感じているときの脳波	身体が活動し、脳が活発に働いているときの脳波

出典）佐々木茂美著『図解雑学　気の科学』ナツメ社

自律神経は、交感神経と副交感神経から構成されていますが、精神的・化学的・物理的ストレスを受けると、この二つの神経のバランスが崩れてしまいます。ストレスに曝されると、交感神経が刺激されて、身体が緊張し、免疫反応を抑えるホルモンが分泌されるので、感染症にかかりやすくなったり、治りにくくなったりします。一方、副交感神経が優位になると、胃腸の活動が活発になり、血圧が下がります。交感神経と副交感神経のバランスが崩れないよう、ストレス状態が長く続く時は、長くて深い呼吸をするように意識しましょう。

丹田呼吸法は「セロトニン呼吸法」とも呼ばれています。この呼吸法を毎日少しずつ続けると、セロトニンの分泌量が増え、抑うつ感や不安感が軽くなります。効果が出るまでに三カ月くらいかかりますが、毎日続けると自然治癒力が増し、症状の改善に役立つでしょう。

「冷え」は気を妨げる

気をスムーズに巡らせるには、冷えを避けるのがポイント。冷房などで身体が冷えると、内気が衰え、外から気を取り入れる能力も低下する。冷えが続くと消化吸収機能、排泄機能が低下する。入浴する際は、腰やお腹がよく暖まるよう、シャワーではなく、しっかり湯船につかるようにしよう。足湯や手湯も効果的。

Q17 温泉や入浴で体調が改善すると聞きましたが、効果はあるのでしょうか？

病院などで、化学物質過敏症を治すために入浴療法を薦められますが、入浴にはどんな効果があるのでしょうか。電磁波過敏症にも効きますか。

入浴療法の効果

日本では古くから温泉で湯治をするという習慣がありましたが、近年になって、温泉にどのような効果があるのか、医学的な研究が行なわれるようになりました。お湯に入ると温められることで血行がよくなり、筋肉痛や関節痛、冷え性などが楽になります。また、温泉の中に含まれている化学物質が皮膚から吸収され、血管を拡張するという作用もあります。温泉に入ると体全体の機能が調整され、自律神経系、内分泌系、免疫系のバランスを整え、働きを活性化させることがわかってきました。

入浴療法で化学物質を排出

入浴して身体が暖まると汗をかきますが、これは症状を改善するためにとても大切なことです。脂肪には環境ホルモンなどの化学物質が蓄積していますが、汗をかくと、脂肪が燃えて化学物質も汗として排出されます。化学物質過敏症患者は、体内の化学物質が過剰な状態なので、できるだけ汗をかいて排出するようにしましょう。サウナにはいるのも効果的です。

ただし、無理は禁物です。熱い湯に入ると交感神経が刺激され、血圧があがり心拍数が増えますが、ぬるめの湯は副交感神経を優位にし、リラックスした状態になります。

三七～四〇度くらいのぬるめのお湯につかる半身浴がおすすめです。また、小さなバスタブより、足を伸ばせるような大きな浴槽につかるほうが、アルファ波（リラックスした時に出る脳波）が増えるそうです。

化学物質過敏症になると、シャンプーや塩素に反応するので、温泉に行きたくても行けない人が多いかもしれません。

最初は、自宅の風呂でもかまわないので、入浴回数や時間を増やして汗を流してみましょう。

体調が良くなってきたら、多少の化学物質臭にも耐えられるようになるので、塩素を入れていないかけ流しの温泉を探して、入浴してみてはいかがでしょう。

電解液とは

電解液とは水に溶けてイオンになる液体のことで、真水より電気を通しやすい。例えば、食塩（塩化ナトリウム、Nacl）を水に溶かすと、ナトリウムイオン（Na^+）と塩素イオン（Cl^-）に別れ、ナトリウムイオンは陽電荷を、塩素イオンは負電荷を運ぶ。

身体から電気を排出する方法

電磁波過敏症の人は、電磁波に被曝すると、身体全体が帯電（たいでん）したような感覚を感じることがあるでしょう。私たちの身体は、電気を通す導電性（どうでんせい）があり、電磁波の多いところではアンテナとして働き、身体に電気を溜（た）めてしまうのです。そんな時は、重曹（じゅうそう）と塩を二カップ（四〇〇cc）ずつ、バスタブに入れて入浴するといいでしょう。塩だけでもOKです。塩（塩化ナトリウム）や重曹（炭酸水素ナトリウム）を入れると水が電解液になり、身体にたまった電気が水中に流れ出します。帯電していた電気が出ていくと、「身体が軽くなった」、「筋肉の緊張が解けた」、「目のかすみがとれた」など、症状が改善するケースが報告されています。

重曹を入れると、皮膚から水分が発散しやすくなります。「冷えの湯」とも呼ばれ、夏にはぴったりですが、冬は湯上がりに肌寒く感じられるかもしれません。冬場は塩を増やし、重曹の分量を減らして入るといいかもしれません。なお、熱いお湯に重曹を入れると肌が乾燥しやすくなるので、湯温は少し低めの三九～四〇度程度にしましょう。塩を入れて塩素臭がきつくなる時は、ビタミンC（レモンの絞り汁など）を入れると良いでしょう。

風呂釜で沸かすお風呂の場合

風呂釜式の場合は、塩や重曹を入れると釜を傷つける可能性があります。

足湯にも塩と重曹を

重曹と塩を使った入浴法は、足湯などでも効果がある。帯電して辛いときは、すぐに楽になるのでぜひ試して欲しい。被曝量が多い時は、何度かお湯を変えたほうがいい。ちなみに重曹には、血行を促進する効果があり、市販の入浴剤にも炭酸水素ナトリウムが使われている。

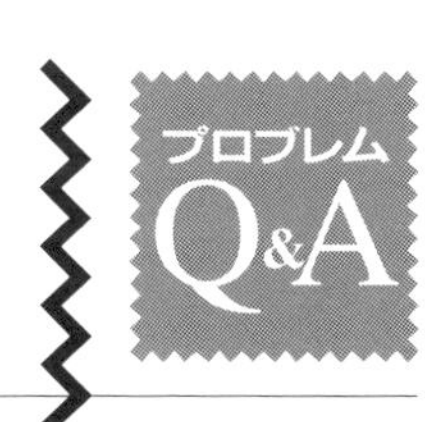

Ⅳ 化学物質のリスクと対策

Q18 化学物質過敏症になると、食物アレルギーにもなりやすいのですか？

化学物質過敏症患者の多くが悩まされている食物アレルギー。食べられる食材がどんどん減少していく人もいます。どんな治療法があるのでしょう。

食物アレルギーが増加する理由

私たちの健康を維持するには、免疫系、神経系、内分泌系の三本柱が正常に働く必要があります。免役系の中で、大きな役割を果たすのは消化器官です。食べ物は食道、胃、小腸を通って大腸にたどり着きますが、大腸には全免疫細胞の約三〇％が存在し、人体に有害なウィルスや細菌を排除します。

ところが最近、この腸管の免疫機能が悪化し、食物アレルギーになるケースが増えています。約三〇年前は、食物アレルギーというと牛乳、卵、大豆くらいでしたが、今は小麦、米、雑穀（ざっこく）も口にできない人が増えているのです。それは、砂糖の摂取量の増加、農薬や食品添加物などの化学物質汚染などによって、腸内の正常な細菌や酵母（こうぼ）のバランスが崩れ、病原性細菌やウィルスが増加したせいだと考えられています。とくに問題なのは、カンジダという酵母の増加です。この酵母が増えると、腸の粘膜組織が破壊され、粘膜に穴が開いてしまいます。

本来、食物は細かく消化されてから腸の粘膜を通して吸収されます。たとえば、胃や腸の消化酵素によって、タンパク質はアミノ酸に、デンプンはブドウ糖に、乳糖はガラクトースに分解されてから吸収されています。しかし、粘膜に穴が開いていると、十分に消化されない状態で、分子構造が大きいまま血管に侵入します（図18-1）。すると血管内の免疫細胞は、未消化の食品を体内に侵入した異物と判断し、排除するために攻撃を加えます。そのためアレルギー反応が起き、湿疹やぜん息、腹痛などが現れるのです（図18-2）。

化学物質過敏症や電磁波過敏症の

図18-1　食物アレルギーが起きるしくみ

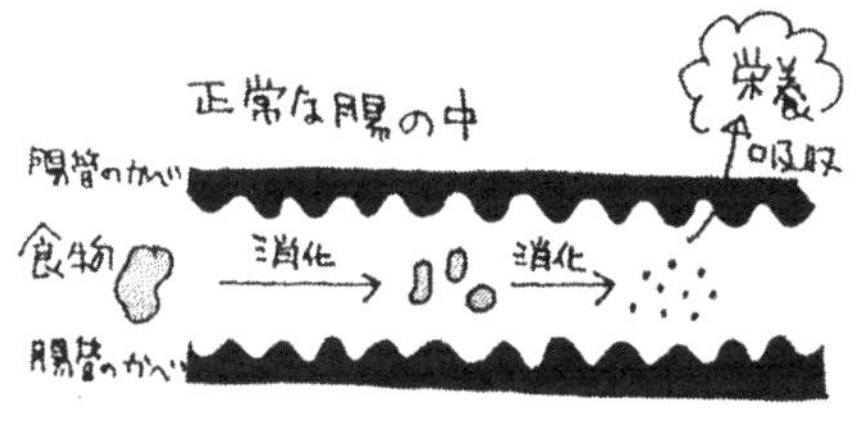

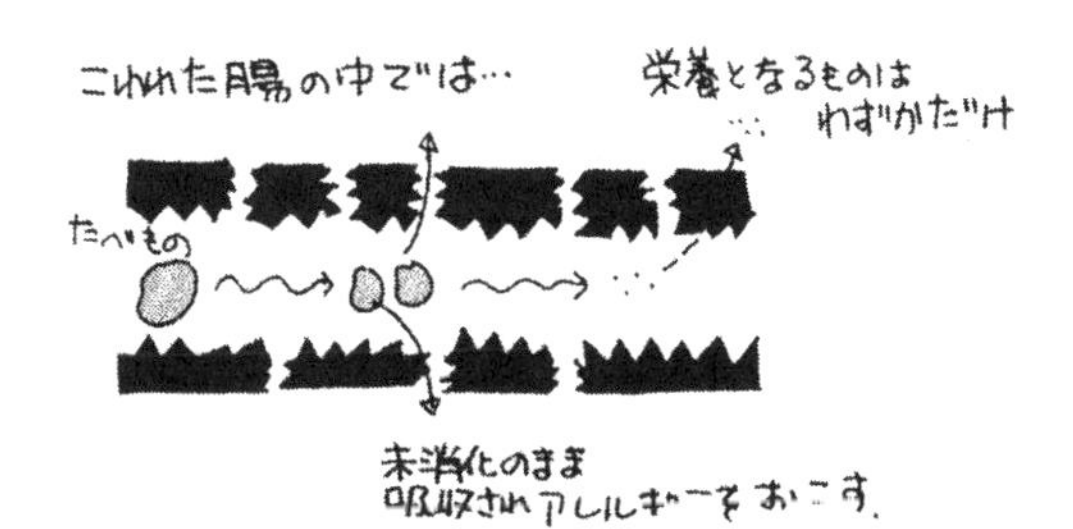

出典）角田和彦著『アレルギーっ子の生活百科』近代出版

患者さんは、アレルギー性鼻炎やアトピー性皮膚炎、食物アレルギーなどを併発している方が多いようです。最大の問題は、食物アレルギーがどんどん悪化していくと、食べられるものが少なくなっていくことです。重症な患者さんの中には、雑穀すら食べられなくなり、野菜だけを食べている方もいます。栄養を十分に摂ることができなければ、体に必要なビタミンやミネラルを摂取することができなくなってしまいます。体調を快復させるためには、腸が正常に働くように、カンジダなどの有害な酵母や細菌を減らし、腸が正常に機能するようにしなくてはいけません。

腸内細菌のバランスを整える

まず、腸内で病原性のウィルスやカンジダなどの酵母を増やさないよう、砂糖やアルコールを避けましょう。天然酵母やビール酵母もカンジダの仲間なので、控えたほうがいいでしょう。食品添加物や合成洗剤、残留農薬、防腐剤なども避けます。水道水に含まれている残留塩素（トリハロメタン）は、腸内の有用な細菌を殺してしまうので、トリハロメタンを取り除いた水を飲むようにしましょう。

ニンニクやハーブティー（アスパラリネア）、ドクダミ、緑茶、紅茶、

カンジタ

真菌の一種。人間の口腔、消化器、膣などに常在しているが、抵抗力が弱くなると、皮膚粘膜などに異常が発生する。

ウーロン茶などは、カンジダの繁殖を抑えると言われているので、これらを摂取するのも良いでしょう。ただし、カフェインは化学物質を分解する酵素の働きを抑制するといわれているので、過剰摂取は禁物です。

また、健康な状態を保つために必要な乳酸菌を増やすために、漬け物を食べるようにしましょう。漬け物は、野菜を乳酸菌で発酵させたものなので、漬け物を食べれば腸内の乳酸菌不足を補うことができます。

食物アレルギーを減らす「回転食」

アレルギーのある食べ物は、一定の間隔を置いて食べる「回転食」にしましょう。小麦へのアレルギーがある場合、一度パンを食べたら四日間は小麦製品（うどん、パスタなど）を食べないようにします。通常、私たちの体が食べ物を消化して排出するまでに、三日間かかると考えられています。四日間同じものを食べなければ、アレルギーの原因となる食べ物が体から排出されているので、アレルギー症状を抑えることができるでしょう。アレルギーの原因になる物質（アレルゲン）が体内にある状態で、別なアレルゲンが加えられると、アレルギー症状が悪化することがわかっています。回転食をすると、自分でも気づかなかった「隠れ型」の食物アレルギーに

図18-2　食物アレルギーと食物の関係

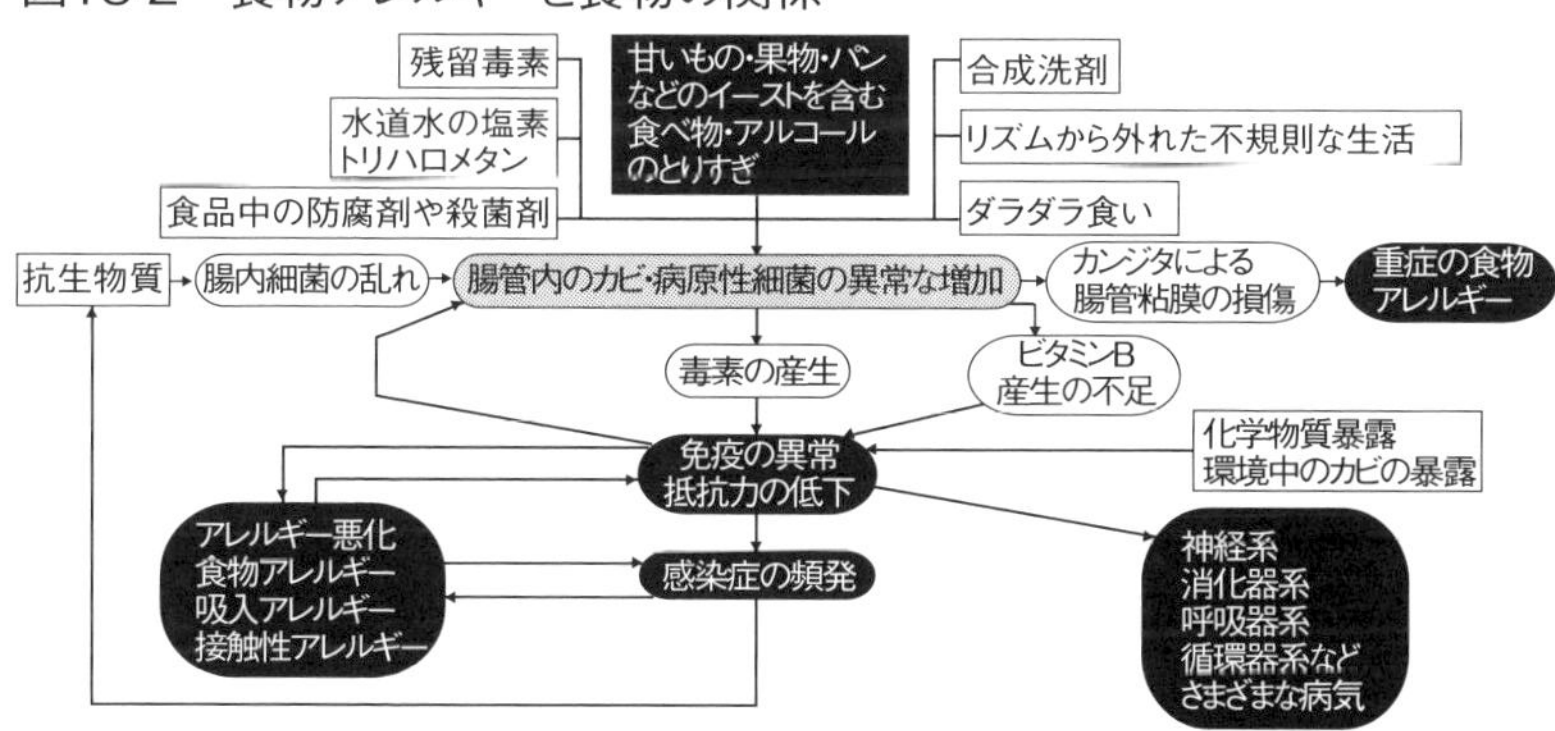

出典）角田和彦著『アレルギーっ子の生活百科』近代出版より

も気づくことができます。

なお、回転食を行なう際は、できるだけ同じグループの食べ物を続けて食べないように注意しましょう。例えば、キャベツとブロッコリー、カリフラワーは同じ科ですし、トマト、ナス、ジャガイモも同じ仲間です。

食事は和食を中心にしてください。「マゴワヤサシイ」とよく言われるように豆や豆製品、ごまなどのナッツ類、わかめなどの海草類、緑黄色野菜や淡色野菜などの野菜、魚、シイタケなどのキノコ類、イモなどの根菜類を多く摂る和食は、ミネラルやビタミンが豊富です。

回転食を続けるかどうかは、三カ月毎に見直すといいでしょう。その食品への過敏性が無くなったかどうかを調べるために、数日間続けて同じ食品を食べてみます。アレルギー反応が起きなければ、回転食を止めてもかまいません。ただし、回転食の実施や見直しをする際は、必ず主治医と相談して行なってください。

マゴワヤサシイ
豆、ゴマ、わかめ、野菜、魚、シイタケ、イモの頭文字をとったもの。ビタミンやミネラル、酵素が豊富な食品を示す。
なお、豆は納豆や味噌などの発酵食品や豆腐などの豆製品を、ゴマはナッツなどの種子類を、わかめは海芋類を、野菜は緑黄色・淡色野菜を、シイタケはきのこ類全般を指す。

Q19 加工食品に使われている食品添加物にはどんな有害性があるのですか？

ほとんどの加工食品には食品添加物が含まれています。これらの食品添加物を摂取すると、私たちの体にどんな影響が現れるのでしょうか。

食品添加物の危険性

食品添加物とは、食品の腐敗を遅らせる防腐剤や保存料、カビの発生を抑える防カビ剤、見栄えを良くする着色料、香り付けをする香料などで、厚生労働省が指定した合成添加物は三五二品目、昔から使われてきた天然添加物は四八九品目あります。これらの中には、発ガン性や催奇形性（奇形の発生を促す性質）が指摘されているものや、骨の形成に影響を与えるものなど有害な物質もあり、安全性が懸念されています。

化学物質過敏症になると、これらの添加物を摂取しただけで、頭痛や吐き気、粘膜のしびれ、倦怠感を感じることもあります。有害な化学物質を摂取しないことが治療の第一歩なので、危険な食品添加物が入っていないものを選びましょう（表19-1）。

表19-1　おもな食品添加物

物質名（使用目的）	毒性	使用商品
亜硝酸ナトリウム、亜硝酸塩（発色剤、防腐剤）	嘔吐、血圧降下、運動失調、虚脱、昏睡、中枢神経麻痺など。発ガン性あり	ハム、ソーセージ、ベーコン、イクラ、タラコ、筋子など
アスパルテーム（甘味料）	催奇形性あり。動物実験では、脳腫瘍、骨格異常、白血球減少が報告されている	砂糖の代用品として清涼飲料水、菓子、冷菓、漬け物などに
アミノ酸等（調味料）	めまい、しびれ、頭痛など「中華料理症候群」とよばれる症状の原因に	加工食品全般
安息香酸（あんそくこうさん）ナトリウム（保存料）	発ガン性あり。変異原生、染色体異常の報告がある	醤油、マーガリン、炭酸の入っていない清涼飲料水
カゼイン（乳化安定作用剤、増粘剤、結着剤）	動物実験で中毒症状が報告されている	アイスクリーム、パン、菓子、ソーセージなど
ソルビン酸（カリウム）（保存料）	亜硝酸ナトリウムが入った食品と一緒に食べると、発ガン性物質が発生する可能性あり	魚肉練製品（魚肉ソーセージなど）、あん類、佃煮、みそ漬けなど
オルトフェニルフェノール（防カビ剤）	遺伝子を傷つけ突然変異を起こす性質がある。環境ホルモンの疑いあり。発ガン性あり	輸入柑橘類（オレンジ、グレープフルーツ、レモン）

参考文献）『アレルギー危険度チェックブック』情報センター出版局

Q20 スーパーで売られている野菜は、農薬で汚染されているのでしょうか？

大半の農産物は、農薬や化学肥料を使って生産されています。これらの化学物質も人体に悪い影響を与えるのでしょうか。有機野菜との違いは何ですか。

残留農薬の影響

日本の耕地面積当たりの農薬使用量は世界一です（図20−1）。神経毒性のある有機リン系殺虫剤などが使われ、土壌や水質を汚染し、農地周辺の住民や消費者の健康も害しています。これらの農薬は、作物の内部にも染みこんでいるので、洗っても完全に取り除くことはできません。

化学物質過敏症の人が農薬のついた野菜を食べると、舌や口の中の粘膜がしびれたり、腹痛や吐き気を感じることもあります。

過敏症を治すには、有害化学物質の摂取量を減らし、体内に蓄積したものを排出しなくてはいけないので、農薬のついた食品は、できるだけ食べないようにしてください。

また過敏症患者のご家族も、微量な農薬にも反応することを理解し、できるだけ安全な食品を食べさせるようにしてください。安全な食物を食べるのは、患者の治療に役立つだけでなく、まだ発症していない人の健康を維持し、発症を防ぐためにも役立ちます。

有機農産物は栄養が豊富

昔は、科学的に合成された農薬を使わずに、農作物を育てていました。堆肥（たいひ）や腐葉土（ふようど）などの有機質を入れると、土壌のミネラルが豊富になり、栄養価の高い野菜ができます。

しかし、化学肥料を使った作物は、ビタミンやミネラルが非常に少ない上に、人体に有害な影響を与えます。肥料として主に使われるのは、リン酸、カリウム、窒素などですが、窒素は野菜の中で硝酸を増やします。硝酸は体内で亜硝酸イオンに変化し、発ガン性物質を作り、血中のヘモグロビンと結合して酸素の供給を妨げ、乳幼児の突然死の原因になります。

図20-1　国別の耕地面積あたり農薬使用量　（有効成分トン／㎢）

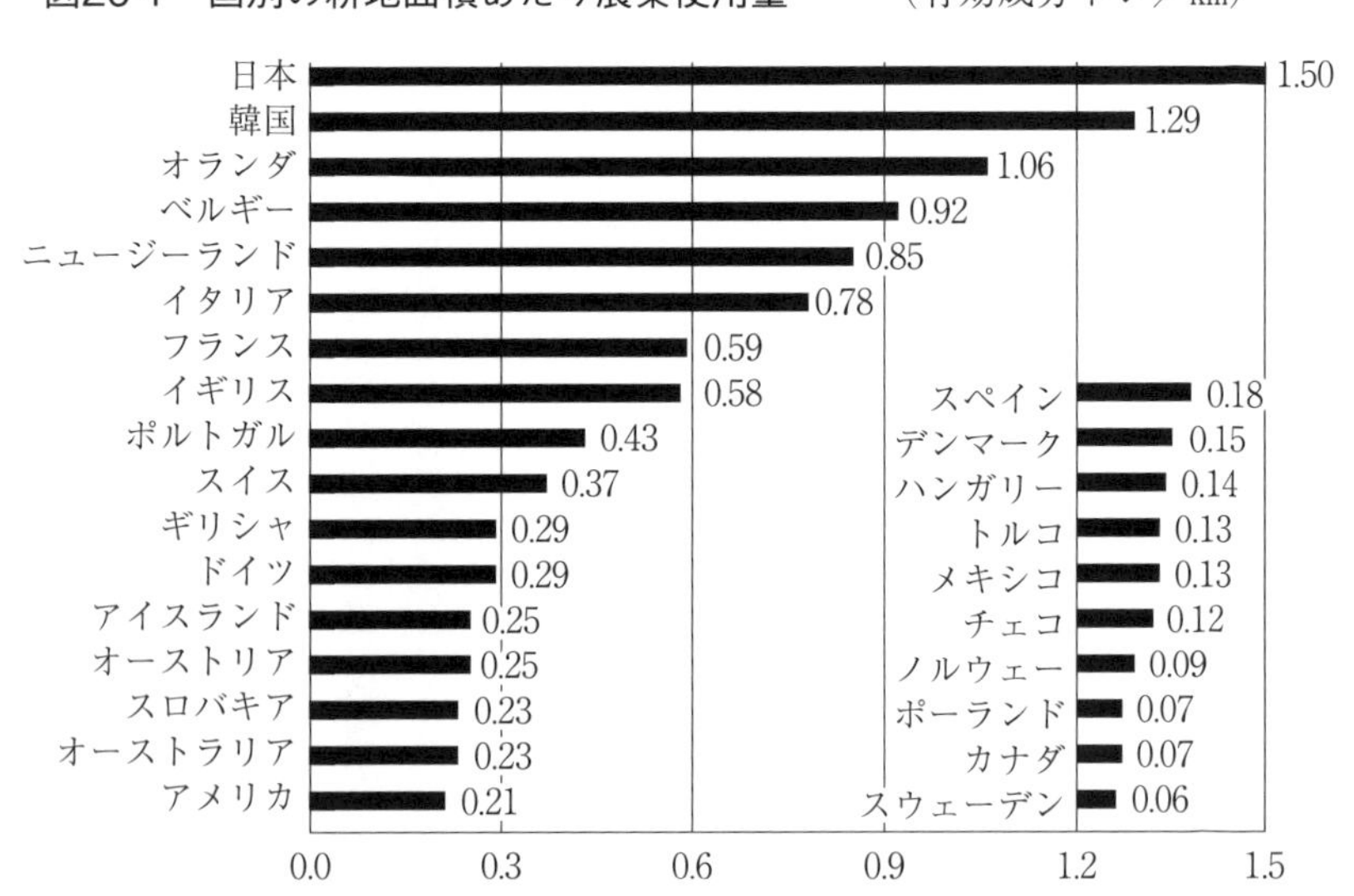

OECD,Enviromental Performance Review Japan, 2000より作成
出典）河村宏・辻万千子著『暮らしのなかの農薬汚染』（岩波ブックレット）より

その土地で獲れた旬の野菜が一番

現在、日本はアジア諸国をはじめ海外から野菜を輸入しています。しかし、海外から輸入される農産物は、日本では使用が認められていない農薬を散布している場合や、ポストハーベストといって輸送中に虫やカビがつくのを防ぐために、収穫後の農産物に農薬を散布している場合があります。

また、野菜は鮮度がいいほど栄養価が高いのですが、時間がたつとビタミンや糖度が失われていきます。たとえば、キュウリを気温一〇度で保存すると、ビタミンCは一〇日後には六五％も減少します。アメリカ産ブロッコリーのビタミンCは、一〇〇グラム中一〇五ミリグラムしかありませんが、国内産は一二七ミリグラムあります。

ビタミンやミネラルが不足すると、環境の中にある有害汚染物質と闘うことができなくなってしまいます。農産物を選ぶ場合は、なるべくその土地で生産された有機栽培のものを買うようにしましょう。

安全な野菜を手に入れるには

有機農産物の生産方法を定めた有機ＪＡＳ規格では、農薬や化学肥料の使用を規制し、遺伝子組み換え作物ではないこと、洗浄剤、消毒剤、放射線照射などによる衛生管理を行なわないこと、認定機関の検査・認証を受けることを定めています。この有機ＪＡＳマークは、商品を選ぶ際の目安になるでしょう。

有機農産物は、自然食品店や生産者が運営する有機野菜の直売店、生産者とつながった消費者グループなどで手に入ります。住んでいる地域で、信頼できる生産者や販売店を探し、安心できる食品を購入してください。

有機ＪＡＳマーク

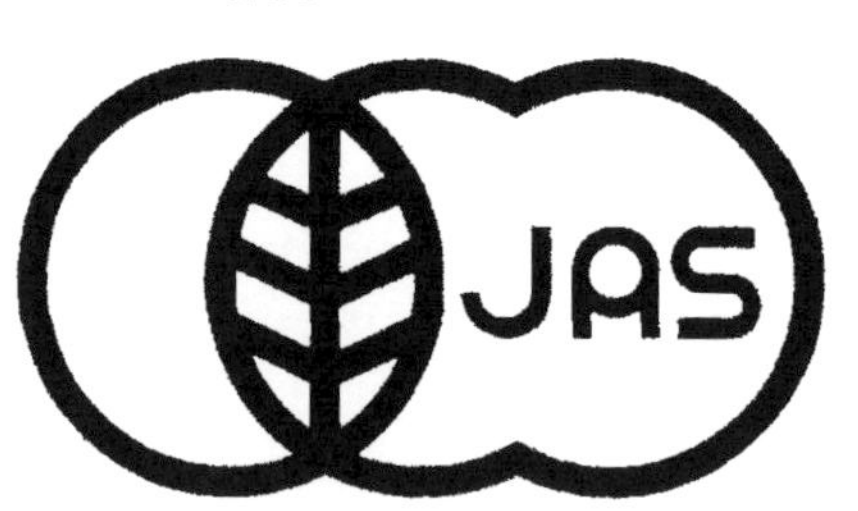

登録認定機関名

Q21 飲料水にはどんな有害物質が含まれているのでしょうか？

化学物質過敏症になってから水道水を飲むと、口の中の粘膜や皮膚が腫れ、飲むことも手を洗うこともできなくなりました。残留塩素が原因なのでしょうか。

水道水の塩素は細胞を破壊する

水は、私たちの体を構成している重要な要素です。血液の八二％、脳や筋肉の七五％、皮膚の七二％、骨の二二％は水です。飲んだ水は素速く吸収され、一分後に脳や子宮に、一〇分後に皮膚に、二〇分後に肝臓や心臓などの臓器に届くことが動物実験で確認されています。

私たちには、汚染物質が少なく、適量のミネラルが含まれた安全な水が必要ですが、実際には、生活排水や工業廃水、農薬などで水源や地下水は汚染されています。水道水から約三〇〇種類もの化学物質が検出されたこともあるほどです。生活排水や塩ビ水道管から発生したビスフェノールAなどの環境ホルモン、ゴルフ場や農地で使用された農薬など、人体に有害な化学物質が混入しているのですが、浄水場ではこれらの汚染物質を取り

ミネラルウォーターは安全？

ある化学物質過敏症患者は、「特定の銘柄（国産）を飲んでいるが、夏になると臭くて飲めない」という。この水の水源地周辺は農地なので、農薬が混入している可能性もある。ミネラルウォーターを買う際は、水源地の保全に取り組んでいるメーカーから買った方が良さそうだ。

ちなみにフランスのヴィッテル社は、水質を保全するため、水源地周辺五〇〇〇ヘクタール以内での農薬使用、自動車の通行を禁止している。

除くことはできません。

浄水場では雑菌や原虫を殺菌するために塩素を投入していますが、この塩素は水中の有機物と反応して、発ガン性のある有機塩素化合物を発生させます。

また、水道水に残留する塩素は雑菌を殺すだけでなく、人体にも影響を与えます。水道水に指を入れるとその瞬間に約一五万個の細胞が破壊されてしまいます。皮膚細胞だけでなく、髪のタンパク質や野菜のビタミンCも壊すので、水道水の塩素はできるだけ除去しなくてはいけません。

塩素は揮発しやすいので、煮沸したり汲み置きしておけば揮発しますが、その他の化学物質は残るので、浄水器で水を濾過してやる必要があります。

安全な水を手に入れるには

現在、さまざまな浄水器が売られていますが、浄水器を買う前に、自宅の水に入っている汚染物質を調べましょう。農地や牧場の近くでは亜硝酸性窒素が検出される例が多く、都市部では残留塩素が多いなど、地域によって水中の汚染物質には差があります。保健所に依頼すると、有料で水質検査をしてくれるので、検査結果に応じて、問題物質を除去できる浄水

国内メーカーもこれくらいの配慮をしてほしい。

器を設置しましょう。メーカーから、除去性能などを記したパンフレットを取り寄せ、比較してみるといいでしょう。

独自の基準で安心な食品や製品を販売している「安全すたいる」では、各メーカーの浄水器の性能や価格を比較した上で、数種類の浄水器を扱っています（電話〇一二〇―四三〇―二八八、http://ansuta.jp）。

安全な浄水器の選び方

一般的に、浄水器には活性炭や中空糸膜（ちゅうくうしまく）が使用されています。活性炭にはミクロン単位の細かい穴が無数にあり、農薬や環境ホルモンなどの化学物質は、それぞれの分子と同じサイズの穴に吸着されます。さまざまな種類の化学物質を吸着させるには、活性炭の量がなるべく多い製品を選ぶといいでしょう。

なお、中空糸膜とは、ポリエチレンなどのプラスチックで作られ、〇・二ミクロンの穴が空いています。プラスチックは水をはじく性質があるので、水が穴を通りやすくするために、界面活性剤が使われていますが、使用し始めて最初の数週間は界面活性剤が水中に溶け出します。化学物質過敏症患者の中には、これらの界面活性剤に反応し、

水に含まれている有害物質

① 細菌、原虫（大腸菌、クリプトスポリジウムなど）
② 農薬（殺虫剤、除草剤などが地下水、水源を汚染）
③ ヒ素（金属の鉱脈、農薬などから発生。神経障害、慢性不快感を引き起こす）
④ 環境ホルモン（ホルモンの正常な働きを妨げ、生殖器の奇形、精子数減少などの原因に）
⑤ 硝酸性窒素（窒素肥料、家畜糞尿などが地下水を汚染。血中でヘモグロビンに結合し、酸欠を起こす）
⑥ 溶解性鉛（鉛製の水道管などからとけ込む。神経異常、知能低下の原因に）
⑦ 有機塩素化合物（突然変異を起こす発ガン性物質）
⑧ 残留塩素（細胞や野菜のビタミンCを破壊）

舌がしびれるなどの異変を感じる人もいるようです。

なかには、活性炭を固めるために粘着剤（ポリエチレンやポリオレフィンなど）を使っている製品もあります。プラスチックや界面活性剤が使われているのでは、何のために浄水器を使うのかわかりません。浄水器を選ぶ際は、汚染物質の除去能力だけでなく、内部に使用されている化学物質や、活性炭の量にも注意してください。

Q22 摂取した方がよい油と、避けた方がよい油があるのですか？

毎日の食事の中で、私たちはさまざまな油を摂取しています。体によい油と、悪影響を与えるものがあるそうですが、どんな油を摂ったらいいですか。

オメガ3脂肪酸を摂ろう

私たちの体の細胞膜は、主に、必須脂肪酸やタンパク質、ビタミンA、ビタミンEから作られています。細胞膜は、細胞の内部に栄養素や伝達物質を取り入れたり、細胞内で発生した老廃物を排出するほか、外部から侵入した有害化学物質などの異物からＤＮＡを守ります。

細胞膜を作るために必要な脂肪は、不飽和脂肪酸の仲間であるオメガ6脂肪酸やオメガ3脂肪酸、飽和脂肪酸のコレステロールです。オメガ3脂肪酸はアレルギー反応の引き金になるロイコトリエンという化学伝達物質の発生を抑制し、血液を流れやすくし高血圧や心臓病を防ぐほか、脳内の血流循環を改善します。たいへん有益な脂肪酸なのですが、体内で合成できないので、食事から摂取しなくてはいけません。

亜麻仁油
亜麻の種子から絞った油。自然食品店やインターネットで購入できる。

オメガ3脂肪酸は、魚の脂肪や亜麻仁油（あまにゆ）、シソ油などから摂取できます。ちなみに、記憶力を高めることで知られているDHA（ドコサヘキサエン酸）や、血管平滑筋の異常収縮を防ぐEPA（エイコサペンタエン酸）などもオメガ3脂肪酸です（表22‐1参照）。

細胞を正しく機能させるには、オメガ6脂肪酸（リノール酸）とオメガ3脂肪酸（αリノレイン酸）を、一対一の割合で摂取すると良いと言われています。しかし実際には、リノール酸の摂取量が非常に多く、ほとんどの人が七対一の比率で摂っています。リノール酸は過剰に摂取すると発ガン率を増やすのでほどほどにし、αリノレイン酸の摂取量を増やすように心がけましょう（表22‐2）。

亜麻仁油を毎日スプーンで一杯ずつ飲むようにしてから、化学物質過敏症や電磁波過敏症の症状が楽になったという患者さんもいます。個人差があるので、どの患者さんにも効果があるとはいえませんが、電磁波過敏症になると被曝によって脳の血流量が低下しやすくなるという報告もあるので、血流を改善するためにオメガ3系脂肪酸を摂取してみるのもいいでしょう。

なお、オメガ3脂肪酸は酸化しやすいので、加熱しないでください。サ

表22-1　不飽和脂肪酸の種類

脂肪酸には、不飽和脂肪酸と飽和脂肪酸（バター、卵、肉類など）の２種類がある。

不飽和脂肪酸	一価不飽和脂肪酸	オメガ9（オレイン酸）	オリーブ油、キャノーラ油など
	多価不飽和脂肪酸	オメガ3（αリノレイン酸）	イワシ、サバなどの青魚、鮭、亜麻仁油、シソ油、クルミ
		オメガ6（リノール酸）	紅花油、ごま油、ひまわり油

ラダにかけたり、食べる直前に香りづけとして使いましょう。

青魚や鮭には、オメガ３脂肪酸のＥＰＡやＤＨＡが豊富ですが、これらの脂肪酸も高温で加熱すると壊れます。刺身で食べたり、一五〇度以下で調理するように心がけてください。

食べてはいけない油

マーガリンは植物油から作られているので、健康に良いというイメージがあるかもしれませんが、炭素が結合している部分に水素を加えて個体化した硬化油です。水素を添加すると、その部分は自然界に存在しない「トランス型」に変わります。このようなトランス型脂肪酸は、体内に入ってもエネルギーになりにくく、脂肪として蓄積され、コレステロール値を引き上げ、心臓や血管に関わる病気を増やします。

揚げ物などで植物油を高温で加熱すると、トランス型に変化するので、調理方法にも注意が必要です。また、加工食品などの成分表に「植物油脂」「ショートニング」などと表記されているものの大半は、トランス型脂肪酸です。

表22-2　脂肪酸摂取量と食品含有量

脂肪酸	推奨保健量	含んでいる食品 (g/100g)
オメガ3脂肪酸 （αリノレイン酸）	5 ～ 20g	シソ油　64.0 亜麻仁油　57.0 サバ　2.6
オメガ6脂肪酸 （リノール酸）	5g	紅花油　72.3 ヒマワリ油　65.8 大豆油　49.3

＊推奨保健量とは、ストレスや汚染などで消費される量を換算し、健康状態の状態の改善に期待ができる量。
＊食品中の含有量は、栽培された環境で変化するので、この数値と違う場合もある。

参考文献：杏林予防医学研究所パンフレット

Q23 化学物質のリスクはどうやって調べたらいいですか？

学校や職場、自宅の工事などで使う建材から発生する化学物質や、柔軟剤などに含まれる化学物質を調べるには、どうしたらいいのでしょうか。

化学物質のリスクを調べる

製品に使われている化学物質は、製品のラベルやホームページ、メーカーの安全データシート（SDS）を通じて企業のホームページで確認できます。そして、それらの化学物質のリスクを調べるには、厚生労働省の「職場のあんぜんサイト」などを見るといいでしょう。

アメリカのアン・スティンマン博士は、シャンプーや柔軟剤など二五製品を調べ、アルファピネンなど一三三種類の揮発性有機化合物が含まれていた、と報告しています。アルファピネンについて、厚生労働省のサイト「職場のあんぜんサイト」（http://anzeninfo.mhlw.go.jp/index.html）で検索してみましょう。検索結果の一部を図23－1で示しました。

「化学物質の名称」として「2, 6, 6－トリメチルビシクロ［3. 1.

1]ヘプタ‐2‐エン、(α‐ピネン)、(2,6,6-Trimethylbicyclo [3.1.1] hept-2-ene)、(alpha-Pinene)」と記載されています。このように化学物質にはさまざまな名称があるのですが、製品ラベルやホームページに記載された名称をこの中から探します。

なお、全ての化学物質には一つずつ番号がつけられており、これをCAS番号と呼びます。製品ラベルやホームページにCAS番号が記載されているなら、化学物質名よりCAS番号で検索をしたほうが確実です。CAS番号は、「職場のあんぜんサイト」の「3．組成および成分情報」の欄に「80‐56‐8」と書かれています。

同サイトの「2．危険有害性の要約」を見ると「絵表示またはシンボル」として、四種類の記号が表示されています。この記号は、「GHS絵表示」といいます。

有害性を示すGHS絵表示

国連は、化学物質の危険性や有害性を、世界共通の基準で分類・表示し、健康リスクや注意事項などを知らせるために、「化学品の分類および表示に関する世界調和システム(GHS、The Globally Harmonized System

---

安全データシート(SDS)
化学物質の危険性・有害性、取り扱い方法、暴露した場合の応急処置などを記載した文書。

CAS番号
新しい化学物質ができると、アメリカ化学会に登録され、一種類ごとに識別番号が割り当てられる。これまでに約一億三八〇〇万種類が登録されている。

図23-1 アルファピネンの危険性を「職場のあんぜんサイト」で調べる

1　化学物質等及び会社情報
　化学物質等の名称　　2,6,6-トリメチルビシクロ[3.1.1]ヘプタ-2-エン、(α-ピネン)、(2,6,6-Trimethylbicyclo[3.1.1]hept-2-ene)、(alpha-Pinene)

2　危険有害性の要約
　ラベル要素
　絵表示又はシンボル

　注意喚起語　　危険
　危険有害性情報　　引火性液体および蒸気
　皮膚刺激
　アレルギー性皮膚炎を起こすおそれ
　呼吸器系臓器の障害のおそれ
　長期にわたるまたは反復ばく露による呼吸器系、神経系臓器の障害
　水生生物に非常に強い毒性
　長期的影響により水生生物に非常に強い毒性

3　組成及び成分情報
　化学物質
　化学名又は一般名　　2,6,6-トリメチルビシクロ[3.1.1]ヘプタ-2-エン
　別名
　分子式 (分子量)　　C10H16 (136.23)
　化学特性 (示性式又は構造式)

CH_3　CH_3　H_3C

　CAS番号　　80-56-8

（※下線は筆者）

出典：厚生労働省「職場のあんぜんサイト」
http://anzeninfo.mhlw.go.jp/anzen/gmsds/80-56-8.html

表23-1　ＥＵ、アメリカ、日本のＧＨＳ実施状況

地域・国	適用範囲	免除される危険性・有害性	適用場所
ＥＵ	全物質	なし	全ての場所
アメリカ	全物質	一般環境	労働環境
日本	ラベル表示104物質、ＳＤＳ640物質	一般環境	労働環境

参考：国連GHS専門家委員会日本代表、城内博”Issues on the GHS implementation in Japan”（経済産業省ホームページ）

表23-2　健康と環境に関する有害性

絵表示					
概要	急性毒性、皮膚刺激性、眼に対する重篤な損傷・眼刺激性、気道刺激性、麻酔作用の健康有害性があるもの。	急性毒性あり。飲んだり、触ったり、吸い込んだりすると、急性的な健康障害が起き、死に至る場合がある。	金属腐食性物質、皮膚腐食性、眼に対する重篤な損傷性がある。	呼吸器感作性、生殖細胞変異原性、発がん性、生殖毒性、特定標的臓器・全身毒性、吸引性呼吸器有害性がある。	水生環境有害性あり。環境中に放出されると、水生生物や生態系に悪影響を及ぼす恐れがある。

表23-3　物理化学的危険性

絵表示				
概要	火薬類、自己反応性化学物質、有機過酸化物	可燃性、引火性ガス、引火性液体など	支燃性、酸化性ガス、酸化性液体・固体	高圧ガス

of Classification and Labeling of Chemicals)」を採択し、九種類のイラスト（表23 - 2、表23 - 3）を使って、どのようなタイプのリスクがあるのか、一目でわかるようにしました。これを「GHS絵表示」といいます。

表23 - 1のアルファピネンの絵表示を見ると、可燃性・引火性、急性毒性・健康有害性、水性環境有害性、呼吸器への有害性を示していることがわかります。

「危険有害性情報」を見ると、皮膚刺激やアレルギー性皮膚炎を起こすおそれ、呼吸器系の障害のおそれ、長期・反復暴露で神経系の障害、水生生物に非常に強い毒性があることがわかります。

消費者に情報提供しない日本

この絵表示は世界共通です。化学物質の規制は国によって違いますが、現在は一つの製品を作るのにも複数の国で生産された部品などが必要なこともあり、以前よりも複雑になっています。そこで、消費者、労働者、輸送担当者、緊急対応職員などすべての人にリスクを知らせ、子どもから高齢者まであらゆる年代の人に、そしてどんな言語の人でも把握できるように、わかりやすい絵表示がつくられたのです。

このような絵表示があれば、商品を買う際に健康や環境に有害な物質を含む製品を避けることもできます。

欧州連合（EU）では全ての化学物質が絵表示の対象で、労働環境や一般環境で使われる製品について、情報を開示することになっています。ところが日本では、消費者向けの商品はGHS表示の対象外で、表示しなくても良いことになっています。製品ラベルに表示が義務付けられた一〇四物質、SDSの対象になる化学物質が六四〇物質のみが、リスク表示の対象となっているのです。

そもそも、国連は消費者から緊急対応職員まで、すべての人にリスクを知らせるために絵表示を作ったのに、なぜ日本では情報公開が限定的なのでしょうか。その理由として日本政府は、有害性・危険性に関する情報共有をするシステムがないこと、危険性・有害性情報のない製品は安全だと考えられていること、そして日本にはGHSを実行するための法律がないことを理由にあげています（表23-1）。

日本でもEUのように、全ての環境での完全な情報公開をするよう、政府に求めて行く必要があります。

Q24 衣類に着く香料の有害性と、安全な洗濯方法を教えてください。

化学物質過敏症になると、石油系溶剤で洗うドライクリーニングは利用できなくなります。とくに布団などは、洗剤臭が付着するのではないかと心配です。

身の回りの香料

化粧品や洗剤、柔軟剤、香り付きのろうそく、子どものおもちゃ、防臭用の靴の中敷など、さまざまな商品に匂いをつけたり、悪臭を誤魔化すために、約四〇〇〇種類の科学物質が使われています。

これらの香料のうち九五％は石油由来の合成化学物質で、五％は植物などから抽出したものです。

「天然なら安全」という印象が強いかもしれませんが、欧州連合（ＥＵ）の消費者安全科学委員会が行なった調査では天然香料でも皮膚アレルギーを起こすことがわかっており、二〇一一年には、合成香料五四種と天然香料二八種に有害な影響があると指摘しています。

そのなかでも、とくに悪影響があることがわかった天然香料二種と合成

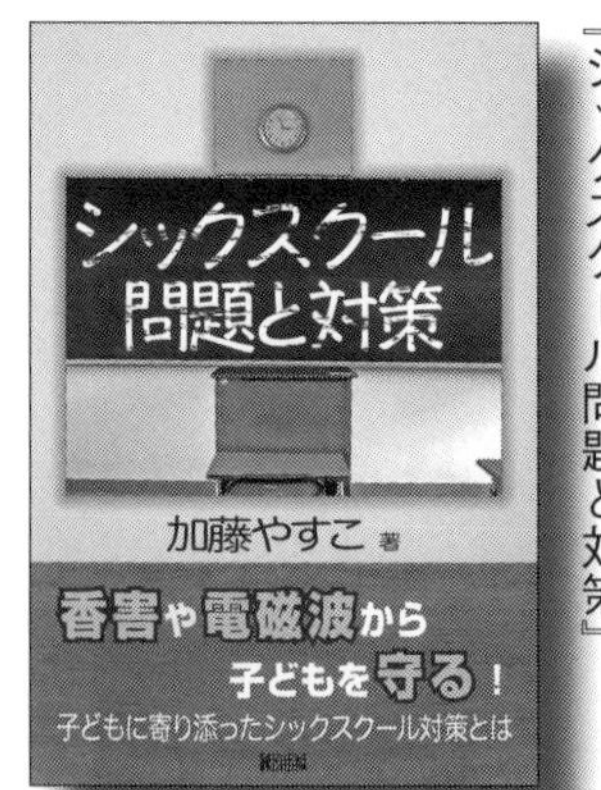

『シックスクール問題と対策』

香料一種（オークモスから抽出したアトラノールと、ツリーモスから抽出したクロロアトラノール、合成香料のＨＩＣＣ）は、ＥＵでは二〇一九年八月から販売できなくなりました。

Ｑ23でも触れたように、アメリカのアン・スタインマン博士は、衣類用合成洗剤や柔軟剤、シャンプー、ベビーシャンプー、食器用洗剤などから、最も売れている商品を五種類ずつ選び、合計二五種類に含まれている化学物質を分析しました。すると合計で一三三種類の揮発性有機化合物（ＶＯＣ）が検出され、一製品につき一七種類のＶＯＣが含まれていることがわかりました。

その中には、発がんのおそれがあるホルムアルデヒドやアセトアルデヒド、クメン、皮膚刺激のあるアルファピネン、中枢神経系の障害を起こすカンファー、皮膚にアレルギー症状を起こすベンズアルデヒドなどが含まれていました。

しかし、公表されていた香料は二五製品のうち、二種類しかありませんでした。有害な物質が使われていること、その情報が消費者に知らされていないことは問題です。なお、香料の危険性については、拙著『シックスクール問題と対策』（緑風出版）でも詳しく説明しています。

EUが報告した危険な香料

ＥＵの調査で特に健康リスクが懸念された物質は下記の20種でした。

合成化学物質（12種）：シンナミル、ケイ皮アルコール、シトラール、クマリン、オイゲノール、ファルネソール、ゲラニオール、ヒドロキシシトロネラール、ＨＩＣＣ、イソオイゲノール、リモネン、リナロール

天然抽出物（8種）：イランイランオイル、クローブの葉と花のオイル、サルオガセ科エヴェルニア属フルフランケアと同属プルナストリ、ジャスミンオフィシナール、ペルーバルサムノキ、白檀、テレピン油

参考文献：SCCS "Opinion on fragrance allergens in cosmetic products"（2011）

マイクロカプセルのリスク

柔軟剤の香料が、長期間持続するのは、香料成分をマイクロカプセルで包んでいるからです。

マイクロカプセルとは、香料成分などの物質を芯として、薄い膜で包み込んだマイクロメーター・サイズの非常に小さな球体です（図24-1参照）。柔軟剤の場合は、繊維が擦れるなどの物理的な刺激を受けた時に、膜物質が壊れて香料成分が放散されます。

マイクロカプセルには、香料や油、殺虫剤を芯物質としたものもあり、化粧品や食品、印刷用インク、殺虫剤などに利用されています。

マイクロカプセルの膜物質には、イソシアネートという化学物質も使われています。イソシアネートは、このほかにも接着剤や車のシートやマットレスなどのポリウレタン製品など工業製品に広く使われていますが、動物実験でガンを起こすことがわかっており、国際がん研究機関（ＩＡＲＣ）は、人間に対して「発がん性があるかもしれない（グループ２Ｂ」と分類しています。

アメリカ労働省労働安全衛生局（ＯＳＨＡ）は、イソシアネートは作業

図24-1　マイクロカプセルのイメージ

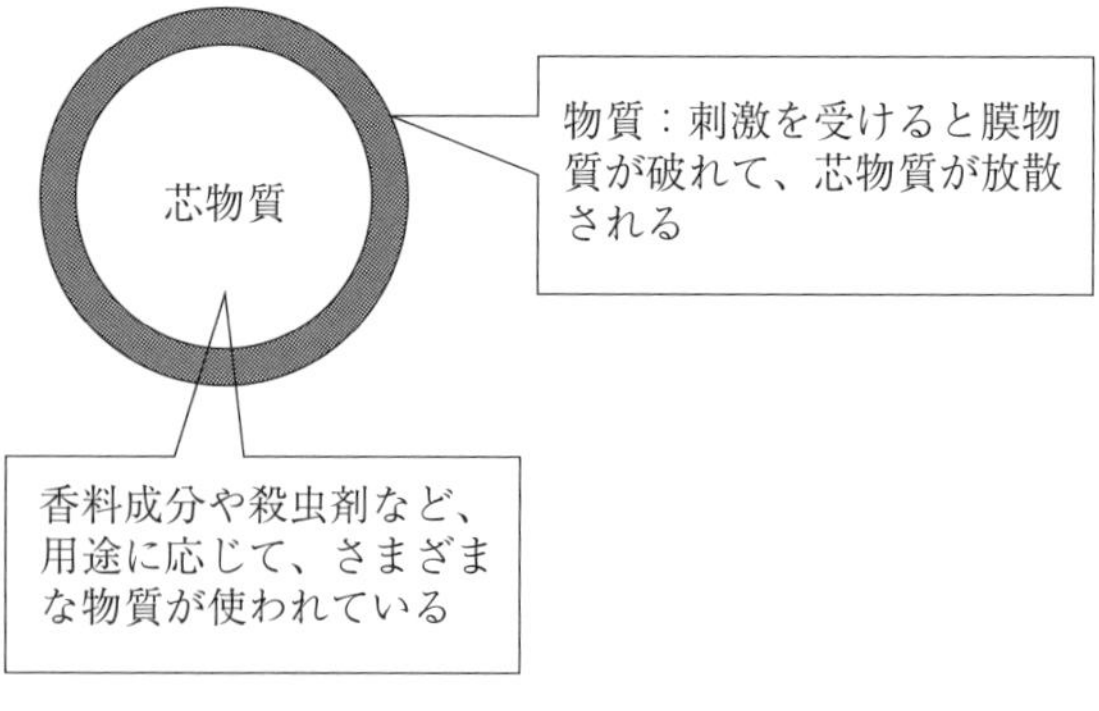

関連喘息や肺疾患を起こし、目や鼻、喉、皮膚の炎症を起こすと指摘しています。

そのため、労働者の健康を守るための規制値はありますが、消費者の使用量や曝露状況に関する情報はごくわずかしかありません。アメリカ環境保護庁（ＥＰＡ）は、消費者向けの製品への規制を検討しています。

衣類に付着したニオイを落とす

化学物質過敏症になると、これらの商品を使えないのはもちろん、近所で洗濯物を干すとその化学物質臭が家の中に入り込んで苦しくなります。また、最近は芳香成分が長期間持続するように作られている製品が増え、人通りの多い場所に行くと、その臭いが自分の衣類に移ってしまいます。

化学物質過敏症の人は、石けんを使う方がほとんどでしょうが、柔軟剤などの強烈なニオイは石けんではなかなか落ちません。しかし、「ＥＭ-1の希釈液をスプレーしておくと、タバコや柔軟剤の臭いが軽減する」という人もいます。ＥＭとは有用微生物群の（Effective Microorganisms）の略称で、八一種の土壌微生物が配合されています。もともとは農業資材として開発されましたが、ＥＭを使った畑から流れる水がきれいになったり、

ナチュラルクリーニング

アルカリウォッシュや重曹、クエン酸などを使った洗濯や掃除方法はナチュラルクリーニングといい、書籍も多数出ている。そういった本も参考にして、体にも環境にも安全な洗濯や掃除をしていこう。

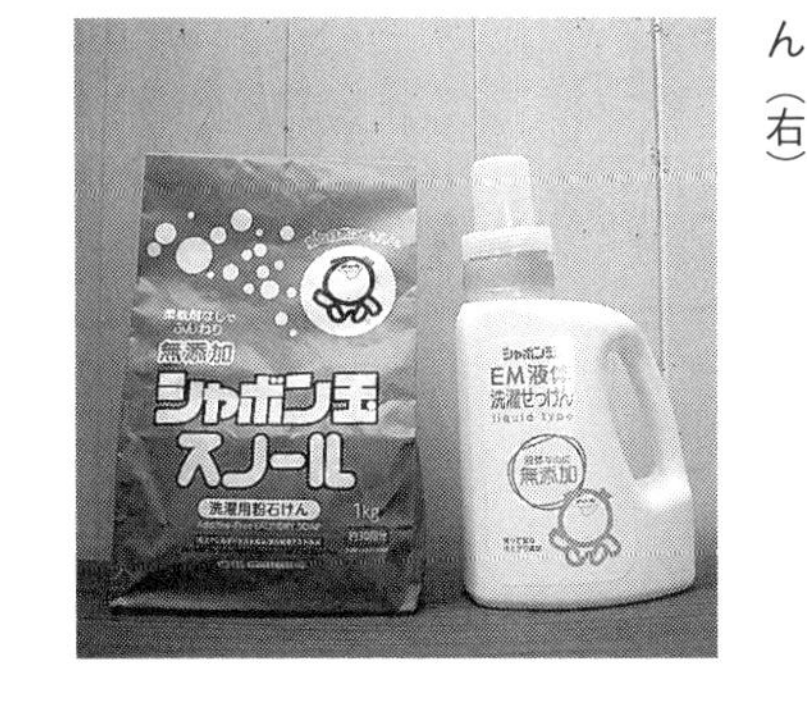

写真1　シャボン玉社の粉石けんスノール（左）と、ＥＭ液体洗濯石けん（右）

畜舎の悪臭や汚れがなくなったりしたことから、洗濯や清掃、河川の汚水対策など、さまざまな分野で利用されるようになりました。

また、柔軟剤の臭いが移った衣類をアルカリウォッシュ（セスキ炭酸ソーダ）で洗う方もいます。アルカリウォッシュは、油脂を乳化しタンパク質を分解するので、皮脂や血液、油汚れもよく落ちます。綿、麻、ウール、シルクなどに幅広く使えますし、冷水でも洗えるので便利です。ただし、絹やウール、合成繊維を長時間つけおき洗いすると、生地が痛むことがあるので気をつけましょう。

ちなみに、空いたペットボトルなどに水とアルカリウォッシュを入れてスプレーすると、レンジ周りの頑固な油汚れもよく落ちますし、食器を洗う際も簡単に利用できるので便利です。

初心者には液体石けんを

衣類を洗うために一般的に利用されているのが、石けんです。合成洗剤には、汚れが落ちて白くなったように見せかけるための蛍光増白剤や香料、酸化防止剤、着色料、界面活性剤などが含まれています（表24-1）。界面活性剤は、衣類についた皮脂汚れを包みこんで水の中に引き出すのですが、

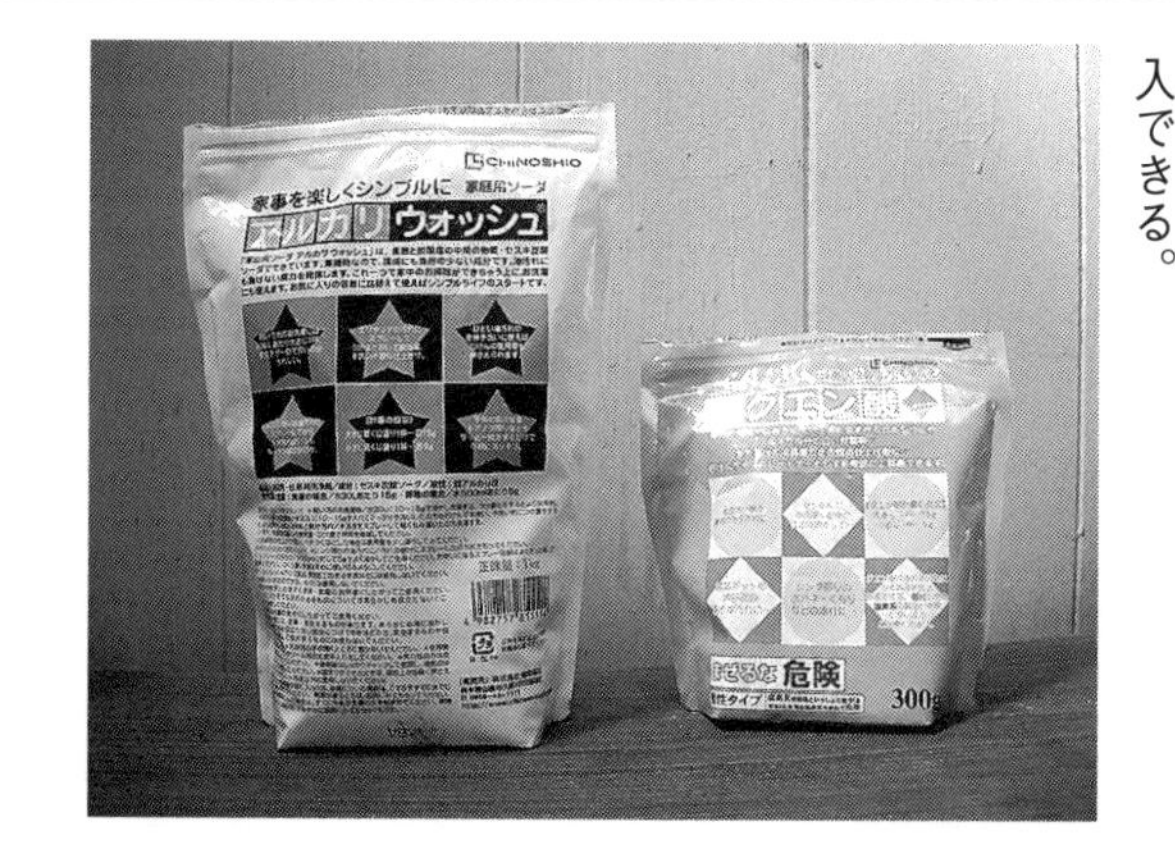

写真2　地の塩社のアルカリウォッシュ（左）とクエン酸（右）。いずれも自然食品店やネット通販などで購入できる。

アレルギー性皮膚炎や呼吸器刺激、目の損傷などを起こす有害な物質も含まれています。柔軟剤に使われる界面活性剤は、病原菌の侵入を防ぐ皮膚常在菌を殺し、皮膚のバリア機能を低下させることが報告されています（拙著『シックスクール問題と対策』緑風出版の第二章でも詳述）。

しかし、石けんには、これらの有害物質が含まれていませんから、アトピー性皮膚炎のある方や過敏症の方でも利用できます。麻、綿、絹、ウール、レーヨン、合成繊維などに幅広く対応し、柔軟剤がなくても柔らかく仕上がります。

石けんは、ぬるま湯で溶かして使いますが、従来の合成洗剤になれた人にとっては、その一手間が面倒に思えることもあるようです。周囲の人たちに石けんに切り替えてもらうなら、粉状の石けんよりも液体洗濯石けんを進めた方がいいかもしれません。

また、「石けんで衣類を洗うと、石けん独特の臭いが気になる」という方もいますが、すすぎが不十分で石けんカスが衣類に残っているのかもしれません。その場合は、ぬるま湯でしっかりすすぎましょう。すすいだ後に、クエン酸を小さじ一杯程度入れて洗濯機を回して、衣類に行き渡らせてから脱水すると石鹸カスを取り除けます。

表24-1　界面活性剤の種類

種類	特徴	主な用途
陰イオン界面活性剤	水に溶けると、親油基の付いている部分がマイナスイオンに電離する。多くの製品に使われ、界面活性剤の3分の1を占める	合成洗剤やシャンプー、歯磨き、化粧品など
非イオン界面活性剤	水に溶けてもイオン化しない親水基をもち、他のタイプの界面活性剤と組み合わせて利用できる	台所用洗剤、洗濯用洗剤、化粧品・医薬品の乳化剤など
両性界面活性剤	水の水素イオン濃度によって、陰イオン、または陽イオンの性質を示す	台所用洗剤やシャンプーなど
陽イオン界面活性剤	繊維や毛髪などマイナスに帯電している面に吸着し、帯電防止、殺菌性、柔軟性を持たせる	柔軟剤、ヘアリンスなど

石けんは皮膚を傷めずに洗うことができるので、体や髪を洗うのに向いていますが、髪が軋んだり、ゴワゴワすることがあります。シャンプーをした後、クエン酸を少し入れたお湯で流すと、軋まなくなります。

なお、塩素系漂白剤とクエン酸を混ぜると塩素ガスが発生しますので、注意してください。石けんやアルカリウォッシュ、クエン酸などは自然食品店やネット通販で購入できます。

石けんで洗うクリーニング店

シャボン玉石けんが開発した「ＥＭ石けん」を利用したクリーニング店も全国にあります。北海道で一四〇店舗を展開するエースランドリーは、二〇〇六年からＥＭ石けんを使っています。同社会長の菊地紀雄さんによると、一般的な洗剤を使っていた時は、手荒れに悩む人が多く、工場内にアロエ軟膏を置いており、手荒れがひどくなって辞めていく人もいたそうですが、ＥＭ石けんに切り替えてからは、そのようなことはなくなったといいます。

布団を洗うと、汚水はまるで醤油のように汚れており、排水が流れ込むＵ字溝にはヘドロがたまるため、月に一度、ヘドロをかき出していたそう

参考文献：比嘉照夫「クリーニングと医療に対するＥＭ技術の応用」繊消誌 2004Vol.45 No. 10748-755

エースランドリー

布団やカーペット、着物、皮革製品などにも対応。集配エリアは北海道札幌市、石狩市、小樽市、北広島市だが、全国からの宅配便での受付も実施。詳細は、ホームページなどで確認を。電話〇一二三‐六四‐二〇四〇、http://www.acelaundry.co.jp/

です。しかし、ＥＭ石けんを使うようになってからヘドロも出なくなり、下水掃除が不要になったといいます。

仕上げた洗濯物はビニールのカバーに包んでいきますが、以前は、この周囲での静電気がひどく、作業する女性従業員の髪が逆立つようなこともしばしばあったそうです。しかし、アイロンがけで使う熱水にもＥＭを配合するようになってからは工場内で静電気が起きなくなったといいます。

また、合成洗剤を使っていた頃は、ワイシャツの襟が肌と擦れて血がつくことが多かったそうです。温水で洗うと血液汚れは黄色くなって落ちなくなるので、低温の水につけて血液を落としてから洗濯をする手間がかかっていました。ワイシャツは一日に何百枚も洗うので、その作業は膨大です。しかし、ＥＭ石けんを使ってからは、ワイシャツに血液がつくことはなくなったといいます。

エースランドリーは化学物質過敏症の方にも知られているようで、「宣伝もしていないのに、東京の患者さんからも、わざわざ送料をかけて洗濯物が送られてくる」そうです
「東京にもＥＭ石けんを使ったクリーニング店はあるのですが、水や空気のせいなのか、『仕上がりが違う』と言われます」。通常、クリーニン

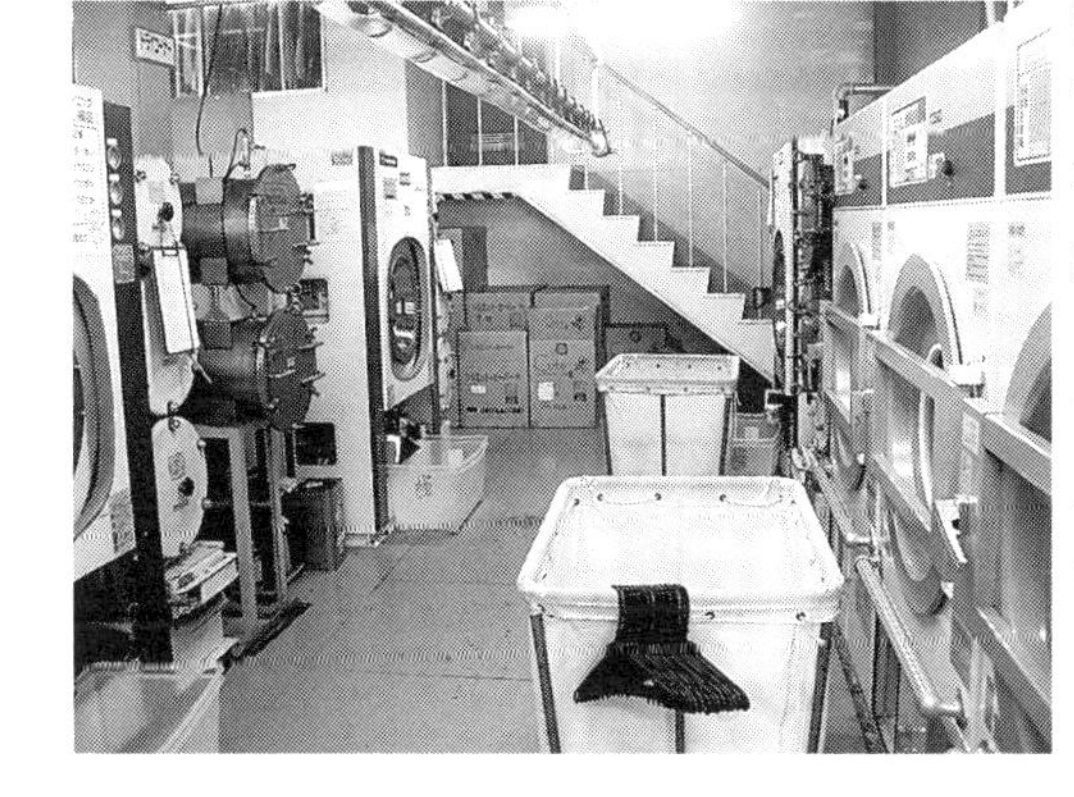
エースランドリーの本社工場内の様子。クリーニング店に特有の化学物質臭は全く感じられませんでした。

グをする際は、洗濯物が一定量たまったら洗濯機に入れて洗うのですが、「過敏症患者さんからの依頼については、採算を度外視して個別に洗っています」ということでした。

エースランドリーは、二〇一八年、EM石けんで洗うコインランドリーも札幌市内で開店させました。過敏症でも安心して利用出来るクリーニング店やコインランドリーがもっと増えればと願っています。

Q25 新型タバコから発生する化学物質も危険なのでしょうか？

化学物質過敏症患者にとって、タバコの煙は症状を引き起こす大きな原因です。新型タバコは、従来の紙巻きタバコよりも安全なのでしょうか。

二〇一九年一〇月、アメリカ疾病管理予防センター（ＣＤＣ）は、新型タバコの使用に関する肺疾患が、多くの州で発生しているため、研究結果が明らかになるまで、電子タバコの使用を控えるよう勧告しました。

新型タバコには、バッテリーで液体（リキッド）を加熱して気化したエアロゾルを吸引する「電子タバコ」と、葉タバコを直接加熱し、ニコチンを含むエアロゾルを吸引したり、低温で霧化する有機溶剤から発生させたエアロゾルを、タバコ粉末に通してタバコ成分を吸引する「非燃焼・加熱式タバコ」があります（表25‐1）。

電子タバコのリキッドには、ニコチンを含むものと、含まないものの二種類があり、日本ではニコチンを含むリキッドの販売は禁止されています。

新型タバコに含まれる化学物質

　ＣＤＣによると、二〇一九年一〇月一日現在で、全五〇州のうち四八州と準州一州で、新型タバコの使用に関わる肺疾患が一〇八〇件報告され、一五州で一八人が死亡し、全ての患者は新型タバコの使用歴がありました。七八％の患者が、マリファナ化合物であるテトラヒドロカンナビール（ＴＨＣ）を含む製品を使い、三七％はＴＨＣ含有製品だけを吸っていました。また、約五八％の患者がニコチンを含む製品を使い、そのうち一七％はニコチン含有製品だけを吸っていました。ＣＤＣは、疑わしい原因として、化学的曝露をあげ、ＴＨＣが肺疾患発生に関わっていると指摘しています。

　患者の約七〇％は男性で、八一％は三五歳以下でした。患者の年齢を見ると、一八歳未満が一六％、一八〜二〇歳以下が二一％、二一〜二四歳が一八％、二五〜三四歳が二六％、三五歳以上は一九％で、若者の患者が多いことがわかります。

　新型タバコは、メンソールやイチゴ、オレンジ、ハーブなど好みの味や香りをつけられることも、若者の間で急速に広まっている一因と考えられ

表25-1　電子タバコの種類
参考：非燃焼・加熱式タバコや電子タバコに対する日本呼吸器学会の見解

種類	特徴
電子タバコ	1）リキッドを加熱して気化したエアロゾルを吸入するタイプで、リキッドにはENDSとENNDSの２種類がある。 ENDS：ニコチンを含むもの（日本では販売されない） ENNDS：ニコチンを含まないもの
非燃焼・加熱式タバコ	2）葉タバコを直接加熱し、ニコチンを含むエアロゾルを吸引するタイプ（商品名iQoS、glo） 3）低温で霧化する有機溶剤から発生させたエアロゾルを、タバコ粉末に通してタバコ成分を吸引する対応（商品名PloomTECH）

ています。世界保健機関（WHO）によると、これらのフレーバーには約八〇〇〇種類の香料が使用され、ポップコーンやシナモン、チェリー・フレーバーを吸引すると健康に悪影響を及ぼすという研究もあります。多くのフレーバーには刺激性があり、気管支の炎症を引き起こすほか、フレーバーを含まないエアロゾルよりも細胞を傷つける作用があり、特にスイート・フレーバーを長時間使うと明らかな健康影響が起きる、と指摘しています。

トランプ大統領は、味や香りのついた電子タバコは子どもたちにとって新たな問題だとして、これらの電子タバコを禁止する方針を同年九月一一日に発表しました。カリフォルニア州のサンフランシスコ市は、健康影響評価を受けていない電子タバコの販売を禁止する条例を六月に採択し、ネット通販したものを市内に配達することも禁止しました。

スイス、ベルン大学のレト・オウエル博士らの調査では、紙巻タバコと電子タバコの「iQoS（アイコス）」に含まれる有害化学物質の濃度は大きな差がないことがわかりました。アイコスのニコチン濃度は紙巻タバコの八四％、発がん性物質のアクロレインは八二％、ホルムアルデヒドは七四％でした。

イギリス、バーミンガム大学のアーロン・スコット博士らの調査では、揮発する化学物質が増えるほど、免疫細胞のマクロファージの生存率が低下しました。また細胞死が増え、細胞毒性があると報告されました。

日本呼吸器学会は、非燃焼・加熱式タバコや電子タバコについて、健康に悪影響をもたらす可能性があり、「エアロゾルは周囲に拡散するので、受動吸引による健康被害が生じる可能性がある。従来の燃焼式タバコと同様に、全ての飲食店やバーを含む公共の場所、公共交通機関での使用は認められない」という見解を示しています。

葉タバコを加熱してエアロゾルを発生させる電子タバコからは、燃焼式タバコと同じように、放射線元素のポロニウム210が含まれています。タバコの葉には、土壌に含まれていたポロニウム210が蓄積し、喫煙者の肺に付着して、ガンをおこす可能性があります。

また、ニコチンは、依存性があるだけでなく、ガンを促進し、神経変性作用もあります。胎児期や小児期にニコチンにさらされると、中枢神経の発達が妨げられ、知能と感情に障害を起こす可能性があるのです。

周囲への影響は？

国立病院機構森岡病院の医師、水城まさみ先生の『加熱式電子タバコ

ポロニウムによる暗殺事件

二〇〇六年、イギリスでロシア連邦保安庁（ＦＳＢ）の元情報員が不審な死を遂げる事件が起きたが、被害者の尿からポロニウム２１０が検出されている。

（加熱式タバコ）に潜む危険性を問う』によると、化学物質過敏症の発症者の中には「急に苦しくなったので周りを見たら加熱式タバコを吸っている人がいた」、「職場で加熱式タバコを吸う人がいて、同じ部屋にいた化学物質過敏症患者が喉に刺激を感じ、咳が止まらなくなった」という人もいるそうです。紙巻たばこと違って「臭いも煙もないので気づきにくく、すぐに避けられないのでむしろ怖い」と言った反応もあります。

世界保健機関（WHO）の「電子タバコに関する世界保健機関報告書」によるとENDS／ENNDSを長期間使用することで、慢性閉塞性肺疾患や肺ガン、心臓病などのリスクが増加する恐れがあります。またENDS／ENNDSを吸引した人から吐き出されるエアロゾル（SHA）に曝された場合、健康に悪影響をもたらす可能性があると指摘する研究があり、PM2・5などの粒子物質や重金属、ニコチンなどによる空気汚染の原因であると結論しました。

SHAに含まれるニッケルやクロムなどの重金属の濃度は、第二次副流煙よりも高いことが分かっており、SHAは非使用者の健康を脅かす可能性がある、とWHOは述べています。

一般に、新型タバコを使うことで禁煙につながるとも言われていますが、

ＷＨＯは、科学的証拠が少なく、信頼できる結論を引き出せないとしています。そこで、政府の専門機関の承認を得ずにＥＮＤＳ／ＥＮＮＤＳが禁煙に効果があると示すこと、既存のタバコ製品よりも安全で依存性が少ないと示すことなどを禁止するよう、各国政府に求めています。

タバコに対する日本の対応は？

日本では、受動喫煙防止法が二〇二〇年四月から施行されることになりました。望まない受動喫煙をなくすこと、健康影響が大きい子どもや病人に配慮すること、そして施設の種類や場所ごとに分類して規制することが目的です。

学校や病院、児童福祉施設、行政機関では敷地内禁煙になります。ただし、屋外に

図25-1　日本の受動喫煙対策とマーク

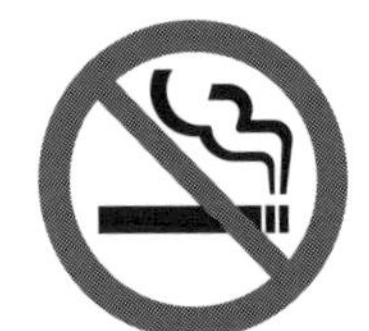

屋内での喫煙は原則禁煙になる。

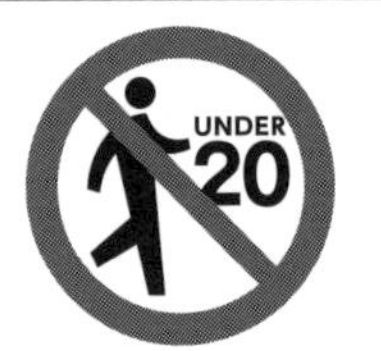

20歳未満の人は、来客でも従業員でも、喫煙エリアに入ることは禁止になる

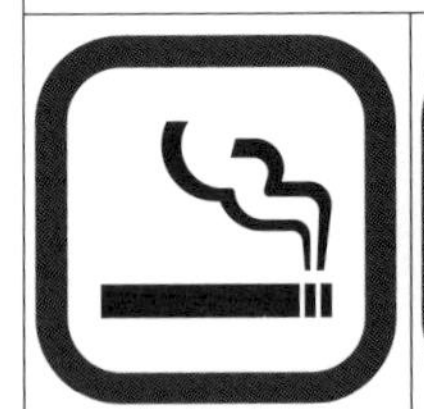

喫煙専用室
シガーバー、公衆喫煙所など。タバコは吸えるが、飲食等の提供はできない

加熱式タバコ喫煙専用室
加熱式タバコに限定、飲食等の提供も可能

喫煙目的室
喫煙と飲食の提供ができる

喫煙可能室
喫煙と飲食の提供ができる

適切な設備を備えて、喫煙所にすることはできます。経営規模の小さい飲食店などでは、屋内を禁煙にするか、喫煙可能な場所には標識をつけることになります（図25－1参照）。また喫煙場所には二〇歳未満の客や従業員は入ることができません。

ただし、住宅やホテル、福祉施設の個室は規制の対象外で、従来どおり、喫煙が認められます。日本でも従来のタバコや新型タバコに対して、もっと厳しい規制が必要です。

Q26 安全な家を建てるには、どんな点に注意したらいいでしょう。

シックハウスをリフォームしたり、安心して暮らせる家を建てるには、どんな点に気をつけたらいいのでしょう。また、良い業者を選ぶコツはありますか。

建材選びは慎重に

化学物質過敏症になると、生活環境の化学物質や電磁波をできるだけ取り除かなければなりません。「安全な家造り」や「自然素材の住宅」を謳っている住宅メーカーや建築会社は多数ありますが、実際には、有害な化学物質を使っていることが多く、電磁波対策について熟知している企業はほとんどありません。

例えば、VOC揮発量が少ない建材であることを示す「F☆☆☆☆（エフ・フォースター）」という基準がありますが、中には過敏症患者が使えない建材もあります。「F☆☆☆☆だから安心」と説明する業者もいるでしょうが、鵜呑みにせず、各建材のサンプルを取り寄せて匂いや成分を確認するなど、現物をチェックしてから決めましょう。カタログと実物が違うことも多いので、サンプル確認は大切です。

最近は「珪藻土は、有害物質を吸着し体にやさしい」と薦める業者も多いようですが、異臭がするのでよく調べてみたら、防カビ剤が含まれていたこともあります。化学物質を減らすために珪藻土を塗っても、防カビ剤が含まれていたのでは意味がありません。建材選びはできるだけ慎重に行ないましょう。

天然木材のリスク

過敏症になると、内装材にムク材を選ぶ方も多いでしょうが、天然素材だから安全というわけではありません。木には天然の揮発性有機化合物（VOC）が含まれています（図26-1）。とくにスギ、ヒノキ、ヒバ、マツなどの針葉樹はVOC放散量が多く、反応する患者さんもいます。これらの針葉樹は中枢神経を刺激するケトン類やアルデヒド類を揮発させています。床にムク材やスギの集成材、壁や天井にムク材や珪藻土を使った家と、木質複合フローリングやビニールクロスを貼った一般的な化学建材住宅では、アセトアルデヒド濃度に差がなかったという報告もあるほどです。

過敏症の場合は個人差が大きいので、一概に何の木がいいとは言えませ

F☆☆☆☆（エフ・フォースター）の安全性

二〇〇二年の建築基準法改正によって、住宅建材からの化学物質放散量が規制され、ホルムアルデヒド放散量は四つのランクに分けて表記するようになった。今後はトルエンやキシレンも規制対象になる見込み。

F☆☆☆☆：ホルムアルデヒドの発散速度が最も遅く、使用面積の制限はない。ムク材もこのランクに含まれる。

F☆☆☆　内装材として使う場合、

F☆☆　使用面積に制限あり。

F☆：発散速度が最も大きく、内装建材に使用できない。

んが、比較的ＶＯＣの少ないナラやカバ材などの広葉樹の方が、体が楽かもしれません。なお木材の成分は、産地によっても若干変わりますから、実際に使用する産地の木材をサンプルとして取り寄せてください。

信頼できる業者捜し

最大の問題は、信頼できる業者選びです。画一的な家造りしかできない大手住宅メーカーより、個人のニーズに細かく対応してくれる地元の工務店や、信頼できる建築士や設計事務所を選んだほうがいいでしょう。本やインターネットなどで情報を集め、実績のある業者を探し、実際に手がけた物件を見せてもらいましょう。一般社団法人住環境測定協会のホームページ（www.homenw.net）では、化学物質や電磁波、低周波音、ダニ・カビなどの環境因子にくわしい建築士や工務店を紹介しています。

漆喰、珪藻土

化学物質対策として漆喰や珪藻土、ホタテカルシウム・ペイントを利用する方もいますが、注意が必要かもしれません。化学物質に配慮した天然素材の漆喰などでも、体調を崩す電磁波過敏症・化学物質過敏症の発症者

植物に含まれるＶＯＣ

植物や樹木の香りは、モノテルペン炭化水素類、セスキテルペン炭化水素類、ケトン類、アルデヒド類など各ＶＯＣの含有量によって決まる。森林浴で気持ちが安らぐ、といわれるのも、これらの香り成分が中枢神経に作用するからだ。重症の化学物質過敏症患者の中には、針葉樹が多い森に行くと体調を崩す人もいる。

植物に含まれるＶＯＣは、古くから生理的・精神的な作用があることが知られ、アロマテラピーやお香などに利用されてきた。体調を改善するのに有効な面もあるが、人によっては体調不良の原因になるので、自分に合うかどうかを確認しながら慎重に対処してほしい。

図26-1　スギ、ヒノキ、ヒバ材から放散されるアルデヒド・ケトン類

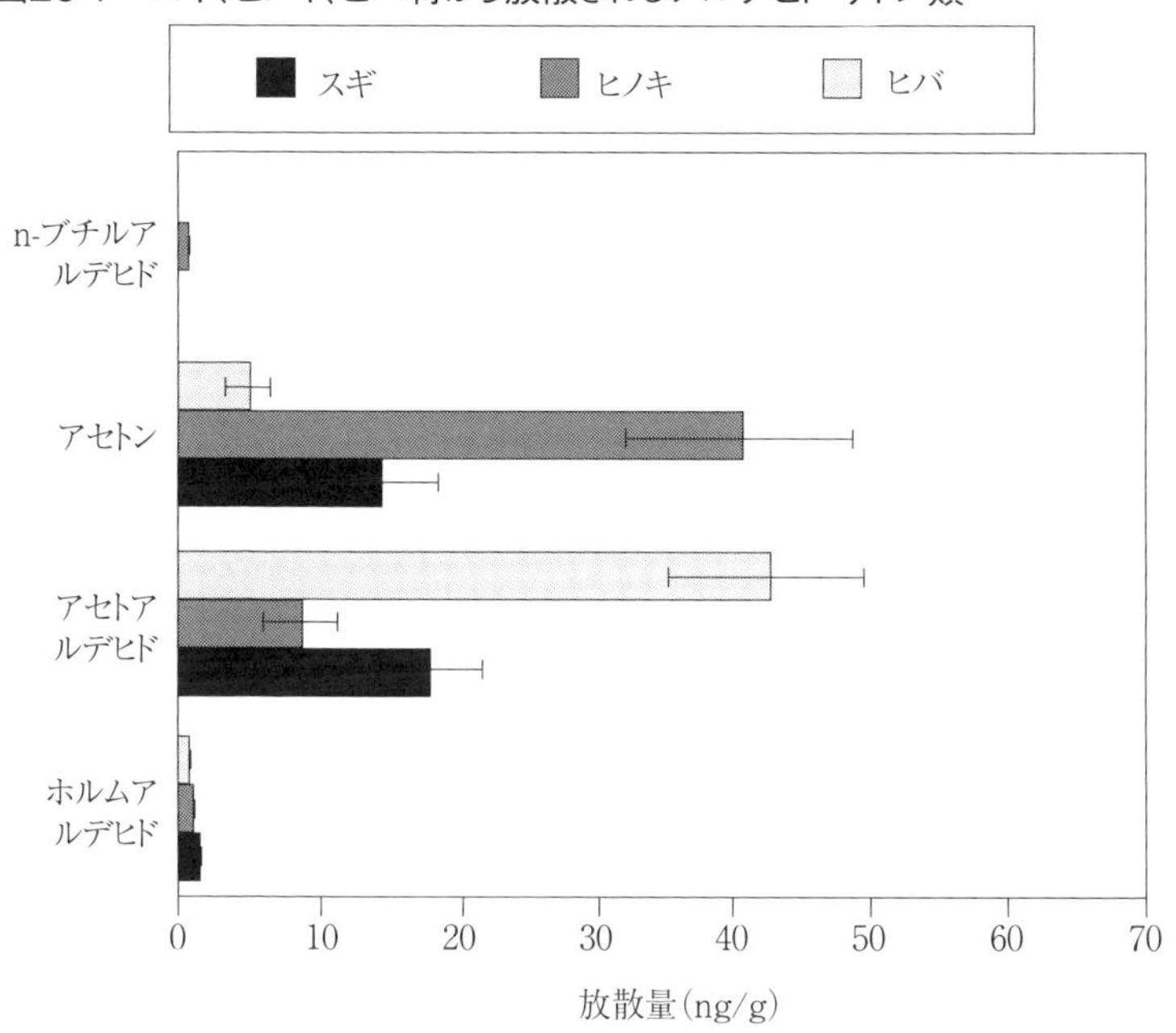

スギ、ヒバ材からはホルムアルデヒド、アセトアルデヒド、アセトン等が、ヒノキ材からはホルムアルデヒド、アセトアルデヒド、アセトン、n-ブチルアルデヒドが検出された。

出展）森林総合科学研究所大平辰郎「針葉樹由来の揮発性有機化合物」
（AROMA RESEARCH《vol.4 No.1 2003》別刷）

安全データシート

　サンプルを取り寄せて匂いを確認するだけでなく、安全データシート（SDS）を取り寄せるといい。SDSには、長期毒性や難分解性が認められた第一種・第二種特定化学物質の名前と含有量、毒性が記載されている。使用量が一％未満（発ガン性のある物質の場合は〇・一％未満）の物質は、毒性が高くても記載されないという欠点はあるが、おおよその成分を知ることができる。

もいます。

化学物質過敏症や電磁波過敏症の方が数世帯入居している関東のコーポラティブマンションでは、「漆喰の部屋で頭痛がする。和紙の壁紙を貼った部屋が一つだけあり、そこで過ごすようにしている」という女性もいます。私ともう一人の発症者は、この方の漆喰の部屋で呼吸が苦しくなり、別の発症者は反応が強く、ぐったりしていました。

また北海道では、化学物質過敏症と電磁波過敏症を発症した後、安全な建材でリフォームしようと、化学物質対策に詳しい建築士に依頼して珪藻土で壁を塗った女性がいますが、かえって体調が悪化し、さらに漆喰を塗りました。その後、壁の側にたつと電気的な刺激を感じるようになったそうです。「トイレや階段など狭い空間でとくに頭痛を感じる」といいます。

ホタテカルシウム・ペイントでも同様の訴えがあります。私もこういった建材を塗った壁に触れると電気的な刺激を感じますし、外側から何かが頭蓋骨に突き刺さるような頭痛がします。一方で「漆喰を塗ったが何も感じない」という方もいて、個人差が非常に大きいようです。

なぜ、漆喰や珪藻土、ホタテカルシウム・ペイントでこのような症状が起きるのかわかりません。ある建築士は、「これらの建材を塗る前に使うラス（金属製の格子状の網）が、帯電するのではないか」と指摘しました。しかし、ラスを使っていない建物でも症状は発生しています。

別な建築士は、「これらの建材は調湿性がある。湿度が高いと空気中の水分を含んで電気を通しやすくなるので、敏感な人が触ると刺激を感じるのではないか」と助言してくれました。

過敏症の方は「安全だから」という印象に惑わされず、慎重に選んで下さい。できれば、これらを塗った建物で長時間過ごして、体調の変化を確認し、大丈夫だと分かってから利用してはどうでしょう。

Q27 換気方法のタイプや空気清浄機について教えてください。

建築基準法の改正で機械換気が義務づけられましたが、どんな換気方法があるのですか。室内の空気をきれいにするため、空気清浄機も買った方がいいのですか。

機械換気システムの問題点

二〇〇二年に建築基準法が一部改正され、揮発性有機化合物（ＶＯＣ）を発生させる建材の使用制限と、機械換気設備の設置が義務づけられました。有害物質の規制と機械換気設備の設置はどちらも実施しなくてはいけません。たとえ、ＶＯＣが全く発生しない健康に配慮した建材を使用したとしても、機械換気設備を設置することになるのです。今回の改正建築基準法では、二時間に一回は室内の空気が入れ替わるよう、換気設備を設置することになりました。

家の中の換気で一番馴染み深いのは、浴室やトイレなど限られた狭い空間を換気する「局所換気」でしょう。これに対し、居室内の空気がいつもきれいであるように空気を入れ換える換気を「全般換気」といいます。法改正で変わったのは全般換気のほうで、四つのタイプがあります（図27-1参照）。

①　給気も排気も機械換気で行なう第一種換気
②　機械換気で空気を取り込み、換気口や隙間から排気する第二種換気
③　換気口や隙間から空気を取り入れ、機械で排気する第三種換気
④　壁面に設けた換気口などを利用する自然換気

機械換気は常に換気設備を作動させるので、電気代や換気口に取り付けるフィルター交換などのランニングコストもかかります。設置方法が悪いと騒音が発生しやすく、せっかく設置した換気設備を運転しない家も少なくありません。ムク材は乾燥しすぎると狂いや割れが起きやすいので、機械換気の家には不向きです。

第一種換気には、家の中に換気ダクトを設置するタイプもありますが、ダクト内部にホコリやカビが溜まっても、内部の掃除は困難です。さらに、夏場は湿気と高温を室内に取り込むことになり、冬場は全室暖房にしないと寒い部屋のダクト内が結露する怖れもあります。

この法改正は、「有害な建材を使って高気密の家を建てても発症者が出ないように、とりあえず換気を強化しておこう」と言っているようにも見

えます。建材メーカーにとっては、既存の有害建材を活用できますし、ハウスメーカーも換気設備をつけるだけで、わずらわしいシックハウス対策から開放され、発症者が出ても「法律に従って適切に対処した」という免罪符(めんざいふ)を手に入れられます。Q26で触れたF☆☆☆☆(エフ・フォースター)というランクも、政府が業界に与えた免罪符の一つと言えるでしょう。何か問題があっても、「最高ランクで建てたのだから責任はない」と言って逃げ切ることも可能です。

そもそも有害化学物質が揮発しない建材を使えば、最低限の自然換気だけで十分なはずです。省エネが重視されている一方で、電気を消費して二四時間機械換気をする必要が本当にあるのか疑問です。

空気清浄機は本当に必要？

化学物質過敏症になると、空気清浄機の購入を薦められる患者さんも多いと思います。しかし、空気清浄

図27-1　住宅に使われる主な換気の特徴

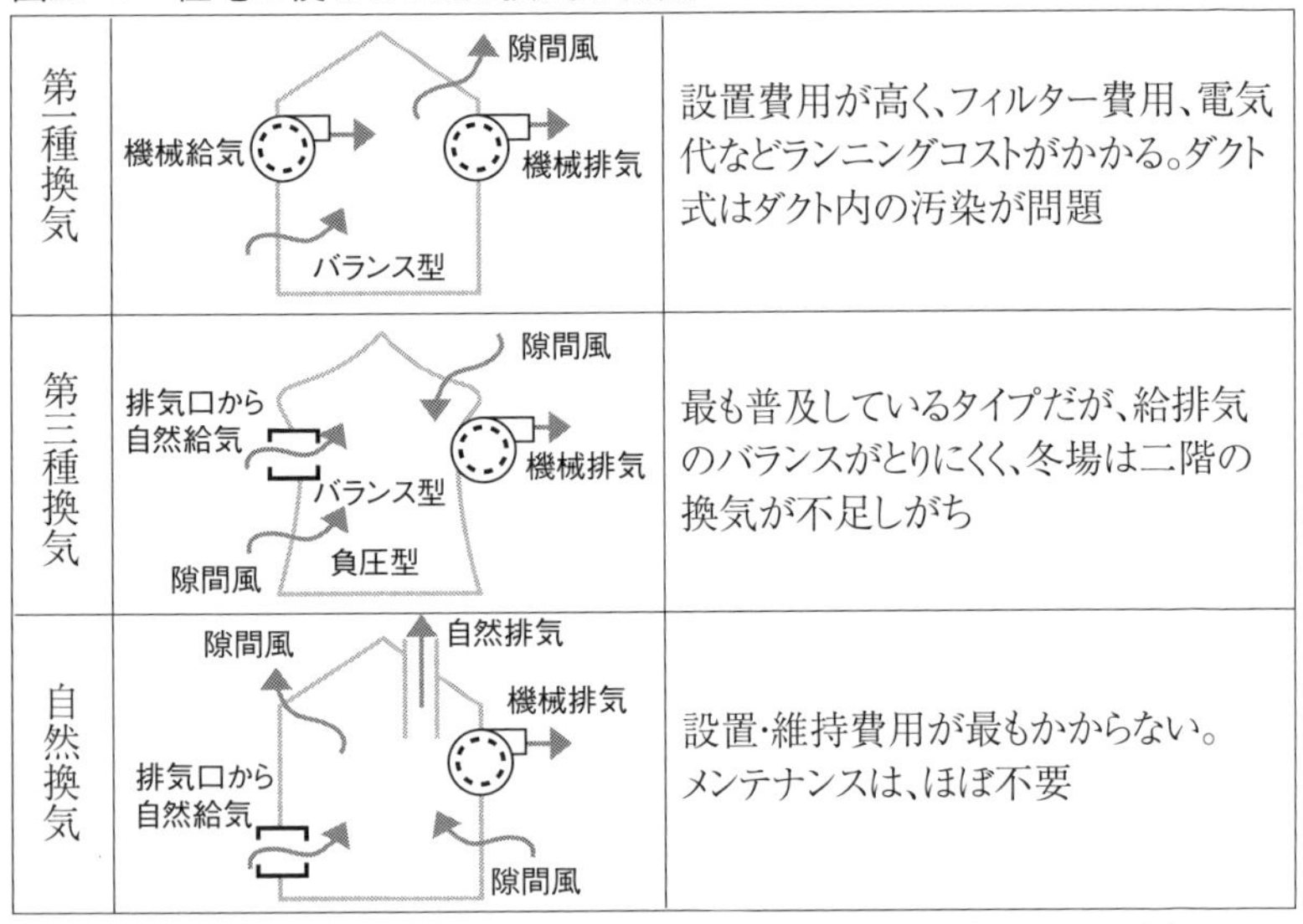

種類	特徴
第一種換気	設置費用が高く、フィルター費用、電気代などランニングコストがかかる。ダクト式はダクト内の汚染が問題
第三種換気	最も普及しているタイプだが、給排気のバランスがとりにくく、冬場は二階の換気が不足しがち
自然換気	設置・維持費用が最もかからない。メンテナンスは、ほぼ不要

参考文献)『建築知識増刊　シックハウス[法規★建材★換気]完全マニュアル』(エクスナレッジ発行)

機にも、換気システムと同じような落とし穴があります。まず、低周波電磁波を発生させるということ。普通の人にとっては、空気清浄機の電磁波は何ともないかもしれませんが、電磁波過敏症になるとごく僅（わず）かな電磁波にも反応し、頭痛や筋肉痛、どうきなどの症状が現れる場合もあるので、空気清浄機から発生する電磁波にも注意しましょう。過敏症患者は、音にも敏感になるので、普通の人には聞こえない周波数帯やボリュームの音にも反応します。化学物質過敏症と電磁波過敏症の併発率が高いことを考えると、電磁波被曝はできるだけ避けたほうがいいでしょう。自分がいつも過ごす場所から離れたところに設置するなど、症状にあわせて利用して下さい。

「室内の空気が汚いから、空気清浄機を使う」と言うなら、まず、室内にある化学物質発生源を取り除くべきです。発生源をそのままにしておけば、空気清浄機をいくら回しても、汚染物質は次々に揮発し、電気代がかかり、電磁波被曝量が増えるだけです。まず、室内の汚染物質（建材、家具など）を取り除きましょう。有害物質を揮発させない建材や家具を使用すれば、空気質に関する問題のほとんどは解決するはずです。空気清浄機は一台二〇万円もする高額な商品が多く、電気代やフィルター代などのラ

木炭で汚染物質を吸着

木炭も化学物質をある程度吸着することができる。ただし限界を超えると、それまで吸着していたものを吐き出す性質があるので、定期的に煮沸する必要がある。部屋の空気をきれいにしたいなら、室内にある汚染物質を取り除くのが先だろう。

水式空気清浄機

バケツなどの容器に水を入れて、扇風機などのファンで空気を水に向って送風し、室内の汚れを水に吸着させる。低コストで自作できることもあって、利用者が増えている。

ンニングコストもかかります。室内の状況やリフォームの程度にもよりますが、思い切ってリフォームをしたほうが安上がりだった、という例もあるようです。

また、外部から入ってくる空気が汚れている場合は、フィルター付吸気口や、活性炭で化学物質を吸着する吸着型空気清浄機で、電磁波の少ない機種を選んでください。化学物質を分解する電圧分解型の空気清浄機は、ホルムアルデヒドを分解できても、別の有害な化学物質を発生させるおそれがあるほか、電磁波を大量に発生させる可能性があります。

購入前に、試用期間を設けてもらうなど、効果を確認してから購入しましょう。

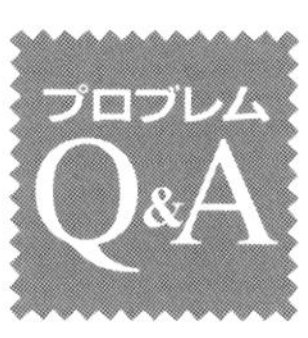

V

電磁波対策

Q28 電磁波過敏症を予防したり、症状を改善する方法はありますか？

予防し症状を軽くするための電磁波対策として、どのような方法があるのでしょうか。医師や研究者が推奨している方法があれば教えてください。

ＥＵＲＯＰＡＥＭガイドライン

ヨーロッパ環境医学アカデミー（ＥＵＲＯＰＡＥＭ）の電磁波作業部会は、電磁波過敏症を診断・治療する手順をまとめた「ＥＵＲＯＰＡＥＭ電磁波ガイドライン２０１６」を発表しています。

診断する際は、まず、一般的な病歴と共に、感電や雷に打たれるなどの電気ショックや、殺虫剤など化学物質への曝露、むち打ちや事故などによる中枢神経系損傷の経験を確認するよう求めています。その次に、オーストリア医師会と同様の問診票を使って（Ｑ６）、具体的な症状や、時間・場所・状況に応じた健康問題の変化を調べること、電磁波被曝状況を確認するよう示しています。また、ストレス関連の症状を確認するために、血圧や心拍率の測定、二四時間血圧モニタリング、家庭での睡眠時脳波測定、

ＥＵＲＯＰＡＥＭガイドライン
ヨーロッパ環境医学アカデミーは、環境医学の研究、教育と訓練などに取り組む学会。ガイドラインの詳細は、Igor Belyaev et al, Rev Environ Health 2016;31（3）363-397を参照。

血液・尿検査などの検査項目を示しました。

そして、ＥＵＲＯＰＡＥＭは、電磁波被曝に関連する疾患として、脳腫瘍などのガン、アルツハイマー病、男性不妊、流産、注意欠陥多動障害（ＡＤＨＤ）などがあることを認めた上で、電磁波過敏症とそれ以外の疾患を分けるよう求めました。さらに、化学物質過敏症や慢性疲労症候群（ＣＦＳ）、線維筋痛症（ＦＭ）などの慢性多系統疾患（ＣＭＩ）との類似性を指摘し、電磁波過敏症をＣＭＩとして考えるよう提言しました。

電磁波被曝量の削減を推奨

また、電磁波被曝量の削減は、公衆衛生保護や健康問題との関連性を確認するためにも有益だと述べています。

電磁波対策の第一段階として、電磁場（無線周波数電磁場、低周波電磁場、静電磁場）の削減も勧めました。具体的には、携帯電話やスマートフォンを身につけないこと、ベッドや机を室内配線の入っている壁から最低三〇cm離すこと、金属の入ってないマットレスやベッドで眠ることなど一九項目をあげています（一六七ページ）。対策の第二段階として、低周波電磁波の二四時間測定や、無線周波数電磁波の測定とシールド素材による対策を

電磁波被曝と酸化

電磁波に被曝すると細胞が酸化し傷つけられる（Q11参照）。

示しました。

　治療する際は、まず、家庭や職場での電磁波被曝の削減に焦点を当てるべきであり、電磁波過敏症患者のアクセシビリティ（移動や利用のしやすさ）を確保するために、学校や病院、交通機関、公共施設などにも電磁波削減を広めるべきだと述べています。

　電磁波被曝によって生じる酸化や、血管・神経系の情報伝達物質である一酸化窒素が過剰に作られて、体に有害なストレス反応を起こすニトロソ化ストレスが生じます。また、電磁波過敏症患者の中には、細胞内で有機物質からエネルギーを作り出すミトコンドリアが、機能不全になっている人がいると指摘しています。ミトコンドリアは、活性酸素の影響を受けやすく、細胞の損傷につながります。これらの損傷によるダメージを減らすために、抗酸化物質の摂取、重金属のデトックスなども推奨しました。

　さらに、合成繊維の衣類やゴム底靴は静電場を帯電させるので（Q32参照）、渚を歩いたり草の上に寝転ぶなどしてアースすること、歯科治療で使われた重金属（水銀、酸化鉛、金、チタニウムなど）の除去や、ストレスへの抵抗力を高めるために、自律訓練法、ヨガ、瞑想（めいそう）、太極拳、気功などを勧めています。

ガイドラインで示された対策

電磁波被曝を減らすために、ガイドラインでは次のような方法を示しています。

無線周波数電磁波への被曝を防ぐ

1　携帯電話やスマホ、コードレス電話の通話時間を短くする。スピーカーフォン機能かハンズフリーキットを使う。

2　携帯電話やスマホを体に近づけるのを避ける。

3　定期的に電磁波を発生させるので、不必要な携帯電話アプリを無効にする。

4　できるだけ携帯電話やスマートフォンを機内モードにするか、設定を変えて、モバイルデータ、Ｗｉ－Ｆｉ、ブルートゥース、近距離通信（ＮＦＣ）を無効にする。

5　デジタル式コードレス電話の親機の電源を抜く。「エコモード」や「ゼロ・エミッション」と呼ばれるデジタル式コードレス電話は、条件付きで推奨する。ハンドセットによる被曝が、まだ存在するからだ。むしろ、従来の固定電話を推奨する。

6　全てのＷｉ－Ｆｉアクセスポイント、またはＷｉ－Ｆｉルーターの電源を切る。現在、多くのＬＡＮルーターにはＷｉ－Ｆｉが加えられている。プロバイダーに連絡し、Ｗｉ－Ｆｉを停止するよう依頼すること。通常、プロバイダーの指示に従って、オンラインで操作することもできる。

7　屋外に無線周波数電磁波発生源がある場合、部屋、とくに寝室は、発生源から離れた場所にするべきだ。

8　インターネットへアクセスする際は、電力線通信（訳注：PLCのこと。室内配線などの電力線を通信回線として利用し、インターネットにアクセスする方法）を避け、むしろEthernetケーブル（LANケーブル）を利用する。

9　家庭、職場、車内で無線周波数電磁波を避ける（例：無線デバイス、ホームエンターテインメント、ヘッドセット、ベビーモニター、コンピューターゲーム、プリンター、キーボード、マウス、家庭監視システム）。

10　省エネ照明への被曝を避ける（小型蛍光灯はLED照明と同じように、高周波の過渡電流［訳注：電源投入時に定格電流の数倍から数十倍の電流が流れる現象のことで、この電流を一般的に突入電流という］を発生させる）。高品質の省エネランプが販売されるまで、これらのタイプの照明を白熱灯やハロゲンランプに置き換えることができる。

低周波電磁波への被曝を防ぐ

1　机やベッドを室内配線や電源コードから離す。最低でも三〇cm壁から離すことを推奨する。

2　磁場は壁を通り抜けるので、ベッドの真下・真上、隣の部屋に磁場発生源がないことを確認する。

3　もう一つの補完的な行動は、夜眠る時、寝室の電気を遮断する（ブレーカーを切る）ことだ。試験的に、例えば二週間、ブレーカーのオフを試すこと。一般的に、この方法はいつも成功するとは限らない。隣室の電気配線が電場のレ

ハロゲンランプ

白熱電球の一種。石英ガラスのガラス球を使い、ハロゲンガスを封入している。

ベルに関わるからだ。低周波電場の測定では、どのブレーカーを切る必要があるかを、正確に把握しておく必要がある。事故の潜在的なリスクと利益を比較するべきだ。したがって、テスト段階では、懐中電灯の使用を推奨する。アパートまたは家全体などで、重要ではない全ての電気回路の電源を切る。

4　睡眠中、電気毛布の使用を避ける。スイッチを切るだけでなく、電源を抜くこと。

5　稼働する電気モーターの近くでの、長時間被曝を避けること。まず、最低一・五m離れる。次に、磁場測定の結果に従って、安全なレベルに低下するまで離れる。

静電場・磁場への被曝を防ぐ

1　金属のないベッドやマットレスで寝ること。

2　暖房用ラジエーターやスチールなど、金属のそばで眠るのを避けること。

3　合成繊維の衣服を着てゴム底の靴を履き、定期的に地面に触れていないと静電気が発生することがある。綿の衣類や革底の靴は静電気を避けるのに役立つ。

（訳：加藤やすこ）

Q29 室内に侵入する高周波電磁波を避けるにはどうしたらいいのですか？

携帯電話基地局やWiMaxなどさまざまな電磁波発生源があり、これらの電磁波に曝されています。被曝を防ぐことはできるのでしょうか。

無線周波数電磁波を防ぐシールドクロス

携帯電話やWiMaxなどで利用される無線周波数電磁波は波長が短く、周波数が二GHzだと波長は一五cmになります。また、周波数が高くなるほどまっすぐに飛ぶ性質が強くなります。コンクリートの壁や金属にぶつかれば反射されます。

そのため、金属を使えば、屋外から侵入する携帯電話やWiMaxの電磁波はある程度遮蔽できます。銀や銅などの金属を繊維でコーティングしたシールドクロスは、一見すると普通のレースのカーテンのように見え、窓にかけたり、蚊帳をつくってその中で眠るなど、さまざまな形で電磁波過敏症の方に利用されています。

ただし、シールドクロスはほとんどがドイツやスイスからの輸入品で、

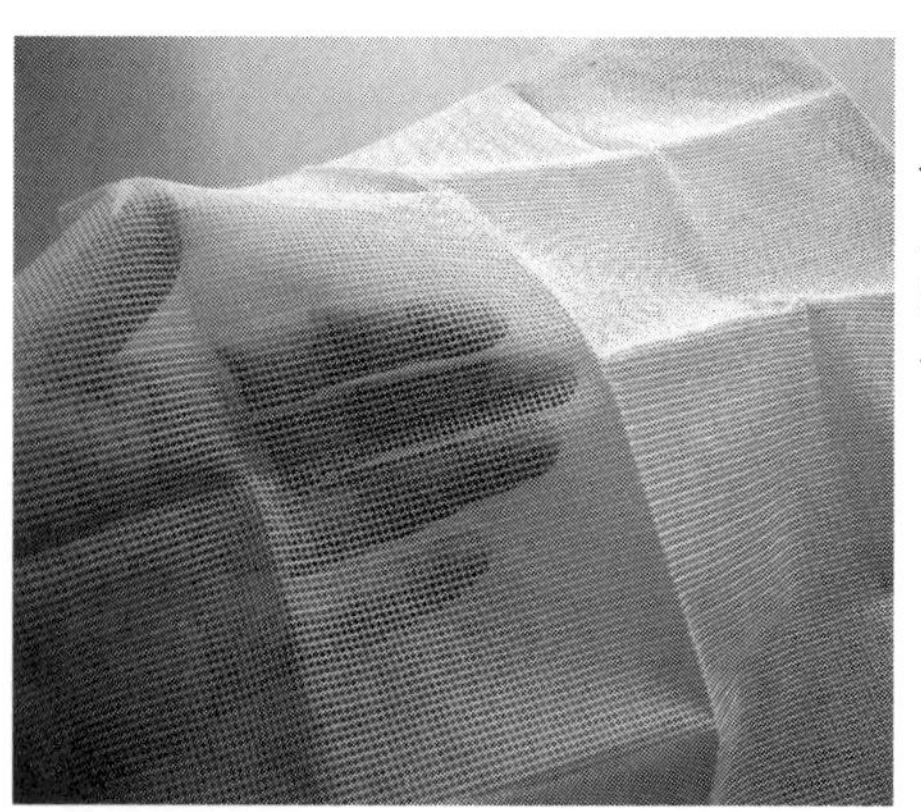

シールドクロス

銀などを使用していることもあって一メートルあたり一万円くらいします。もっと安価に電磁波対策をするため、シールドクロスだけでなく、ステンレス製の網戸や金属製の雨戸などを利用している方もいます。

体調不良を起こす主な電磁波発生源はデジタル式コードレス電話だったということもあるので、屋内外を測定したり、電気機器の電源をオン／オフして体感を確かめたりしながら、対策すべき電磁波発生源を特定し、その上で対策を施すようにしましょう。

なお、アルミ製のレジャーシートやエマージェンシー・シートは応急の電磁波対策に利用できます。シールドクロスを買う前に、無線周波数電磁波が入ってくる方向にある窓や壁にかけてみて、測定値が下がるようだったら、購入に踏み切ってもいいでしょう。

また化学物質過敏症の方の中には、シールドクロスの臭いが気になるという方もいます。サンプルを送ってもらって、臭いを確認したり、風に曝したりＥＭ（Ｑ24参照）をスプレーして臭いを減らす人もいます。

自分で施工できる電磁波対策キット

本格的に無線周波数電磁波を遮蔽（しゃへい）するには、いくつかの方法があります。

一般的なレースのカーテンのような外見と手触り。透けているので窓に欠けても暗くならない。住環境測定協会などで販売。

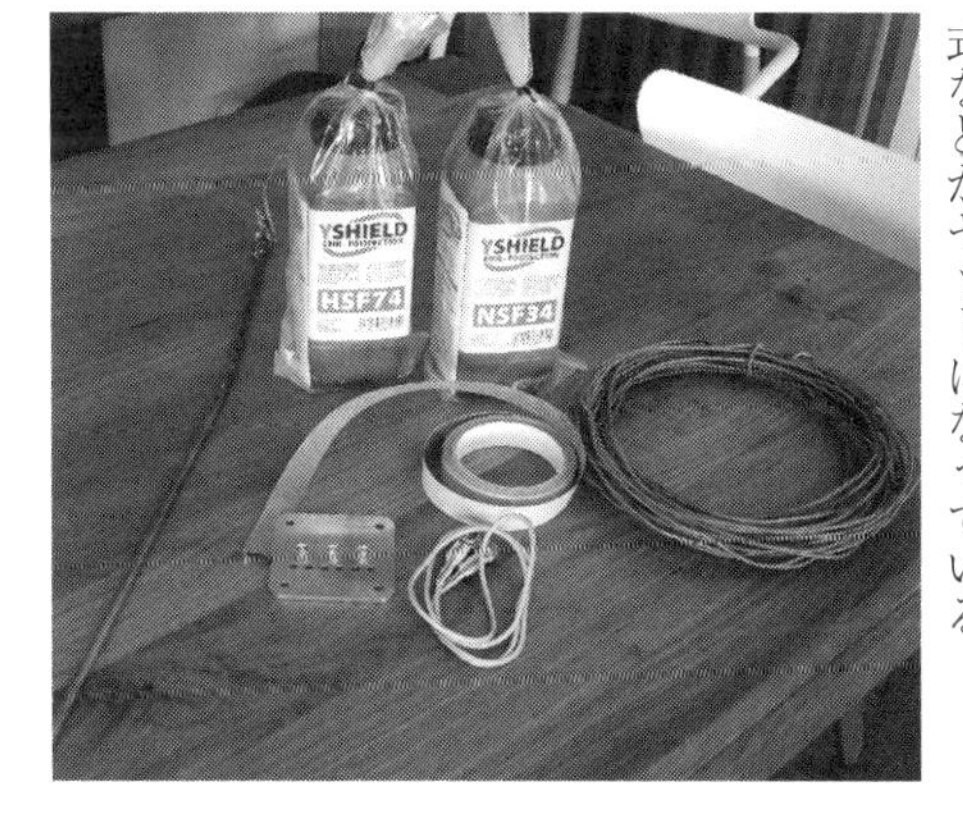

「ＤＩＹ電磁波対策キット」
電磁波を遮蔽するシールドペンキや上塗り用ペンキや、アース用具一式などがセットになっている。

一つは、ガルバリウム鋼板などの金属製外壁材を施行してアースをとることと、もう一つはシールドペンキを塗ってアースをとることです。このペンキは、ドイツ製で炭素を含んでおり、無線周波数電磁波と室内配線から発生する超低周波電場に効果があります。ただし、超低周波磁場は防げません。

シールドペンキを床や壁に塗って、アースをとることで住宅内の被曝量を減らせます。屋内に施工する方法と、屋外（外壁）に施工する方法があり、外壁材に塗る場合は、室内配線からの電場の影響は減らせませんが、屋外から侵入する携帯電話や無線ＬＡＮなどの無線周波数電磁波は遮蔽することができます。

一般社団法人住環境測定協会では、シールドペンキに上塗り用の塗料、アース線などアース設備一式をセットにした「ＤＩＹ電磁波対策キット」を販売しています。シールドペンキは、炭素を含んでいるので色は黒です。家の内壁の色が黒いというのも気が滅入りそうですから、上塗り用のペンキがセットになっています。水性なので外壁に塗る場合は、撥水効果のある塗料を上塗りする必要があります。シールドペンキも上塗り用のペンキも、化学物質に配慮してつくられたものです。

住環境測定協会

電磁波や化学物質、ダニやカビなど微生物の測定、対策のノウハウなどを研修会等を通じて建築士に紹介。研修を受けた最寄りの建築士も紹介してくれる。ＤＩＹ電磁波対策キットは屋内に施行する場合、一部屋（八畳間相当）で約一三万円、屋外に施行する場合は、二五㎡の外壁二面分で約二四万円（送料別）。http://www.homenw.net/電話〇八二―八九〇―一〇二三、ＦＡＸ〇〇八二―八九〇―一〇三三ドイツで、このペンキを住宅に施工した場合、工事前は屋内で一九三・九μW／m²あったのに、工事後は〇・〇一μW／m²へ下がり（図29－1参照、測定器ＨＦ38Ｂ、測定周波数：八〇〇MHz～三・三GHz）、別な住宅では、六〇四μW／m²あったのに工事後は〇・二六μW／m²へ下がったそうです（測定器：ＨＦ－ＡｎａｌｙｓｅｒＨＦＲ－4、測定周波数帯一MHz～一〇GHz）。

家全体をシールドできれば理想的でしょうが、手始めに寝室だけでもシールドできれば、症状の改善が期待できるでしょう。家全体が無理でも、シールドクロスやペンキ、外壁材の利用などによって、一室だけでも安全な空間を確保したいものです。

既に建設された住宅に電磁波対策をする場合はシールドペンキが便利ですが、新築するなら、住環境測定協会では建築用シールドクロスを勧めているそうです。前述したシールドクロスとは違って不織布で、価格も三七〇〇円／ｍと安価です。断熱材を施行後、壁面、床面、天井をぐるっと建築用シールドクロスを貼り、内装下地材で押さえ、アースをつけます。これから家を建てるなら、初めから電磁波対策をしておくことも必要な時代になったようです。

図29-1　シールドペンキの遮蔽効果

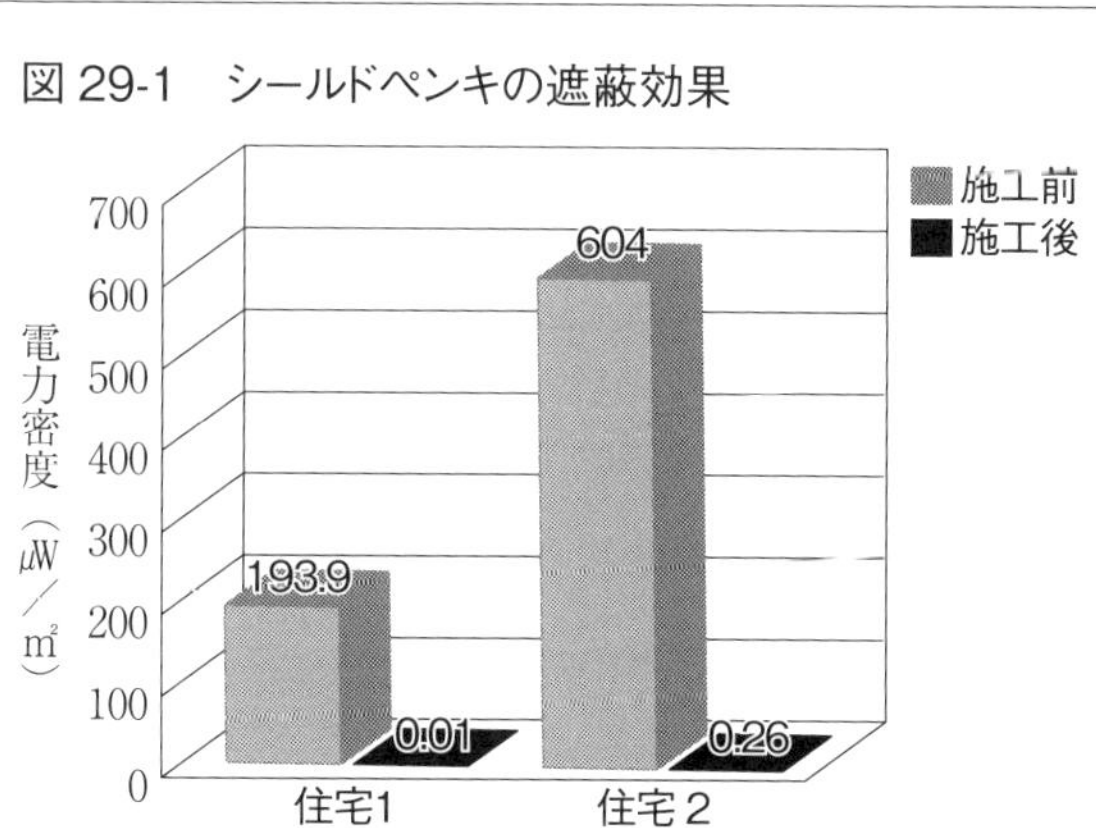

Q30 家電からはどのような電磁波が発生しているのでしょうか？

電磁波過敏症になると、家電製品から発生する電磁波にも反応します。安全な製品を探し、被曝量を減らす設置場所・使用方法を考えてみましょう。

家の中の電磁波

フランス食品環境労働衛生安全庁（ＡＮＳＥＳ）は、二〇一三年に発表した報告書「無線周波数と健康」の中で、家庭内の無線周波数電磁波発生源を測定し、その結果を示しています（図30‐1）。

小型蛍光灯は電力密度換算で五九・七μW／cm²（距離三〇cm）、電子レンジからは二・四μW／cm²、パソコンからは四・二μW／cm²、コードレス電話の親機からは〇・九μW／cm²など、家の中にも無線周波数電磁波の発生源がたくさんあることがわかります。

照明器具は白熱灯に

蛍光灯、省エネタイプの小型蛍光灯、ＬＥＤ照明で頭痛や圧迫感、めまい、異様な明るさを訴える人が少なくありません。白熱灯は自然光のスペクトラムにもっとも近く、健康影響が少ないので、海外の医療関係者も白熱灯の利用を勧めています（Q28）。

省エネを推進するためにLED照明の普及が進んでいますが、滞在時間の短い玄関や廊下などに設置する程度にし、リビングなど長く過ごす場所に設置するのは避けましょう。

電子レンジ

電子レンジは周波数二・四五GHzのマイクロ波を食品に照射します。つまり、一秒間に二四億五〇〇〇万回振幅する電磁波を照射して、食品中の水分を激しく振動させて、食品を加熱するのです。最近は、時短調理として電子レンジの利用が増えているようですが、食品を調理する際は、ガス調理器を使う方が安全です。

IHヒーター・炊飯器

化学物質過敏症を発症して、ガスレンジからIHヒーター（電磁調理器）に変更した方もいるかもしれませんが、IHヒーターは、

図30-1　家の中の無線周波数電磁波発生源と測定値生源と測定値

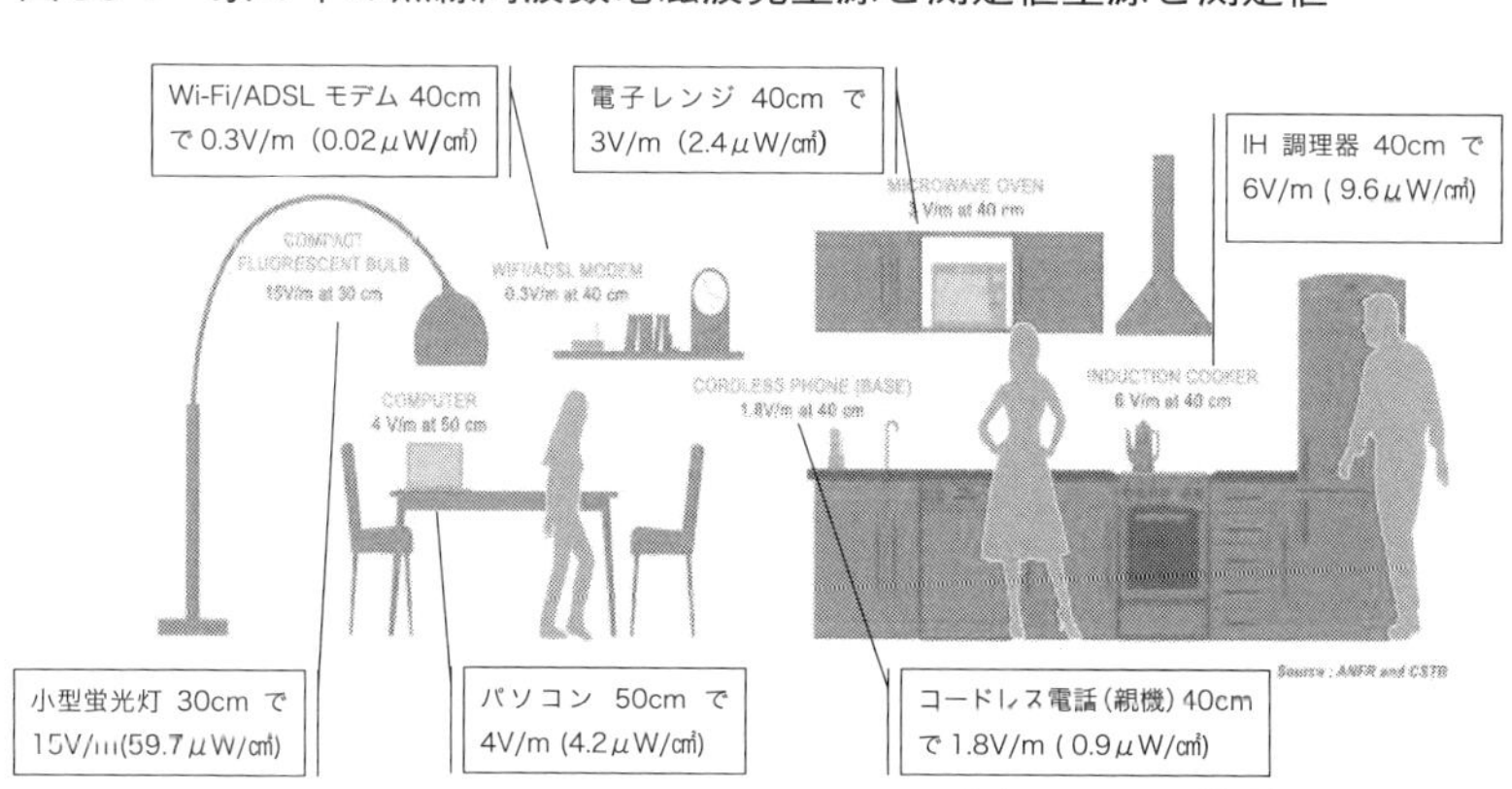

出典：ANSES「無線周波数と健康」

電磁波被曝量を著しく増やします。

送電線を通る低周波電磁波は、東日本では五〇Hz、西日本では六〇Hzですが、ＩＨヒーターはこの商用周波数電磁波を二〇～三〇kHz（二万～三万Hz）に変換して電磁コイルに流し、強力な磁力線を発生させます。鉄やステンレスなどの鍋を乗せると、コイルで発生した渦電流と鍋の電気抵抗で熱が発生する仕組みです（図30-2）。しかし、一MHz付近の周波数も発生しており、心臓ペースメーカーなどに誤作動を起こす可能性があります。

そのため、ＩＨヒーターのパンフレットには、「心臓ペースメーカーをお使いの方は、担当医とよくご相談の上、お使いください」と書いてあります。

ＩＨヒーターを使って吐き気、頭痛、関節痛、めまいなどの症状が起き、ガスレンジに変更して症状が改善した方もいます。これらの事例は、拙著『危ないオール電化住宅』（緑風出版、下欄参照）でも紹介しています。

日本心臓ペースメーカー友の会が発行する「かていてる」（二〇〇六年一一月号）は、ＩＨ炊飯器に近づいたり、持ち運ぶ場合は必ずコンセントを抜くこと、スイッチを押したらすぐに離れること、五〇cm以内に立ち続けないよう、注意しています。ペースメーカー使用者がＩＨ炊飯器を抱える

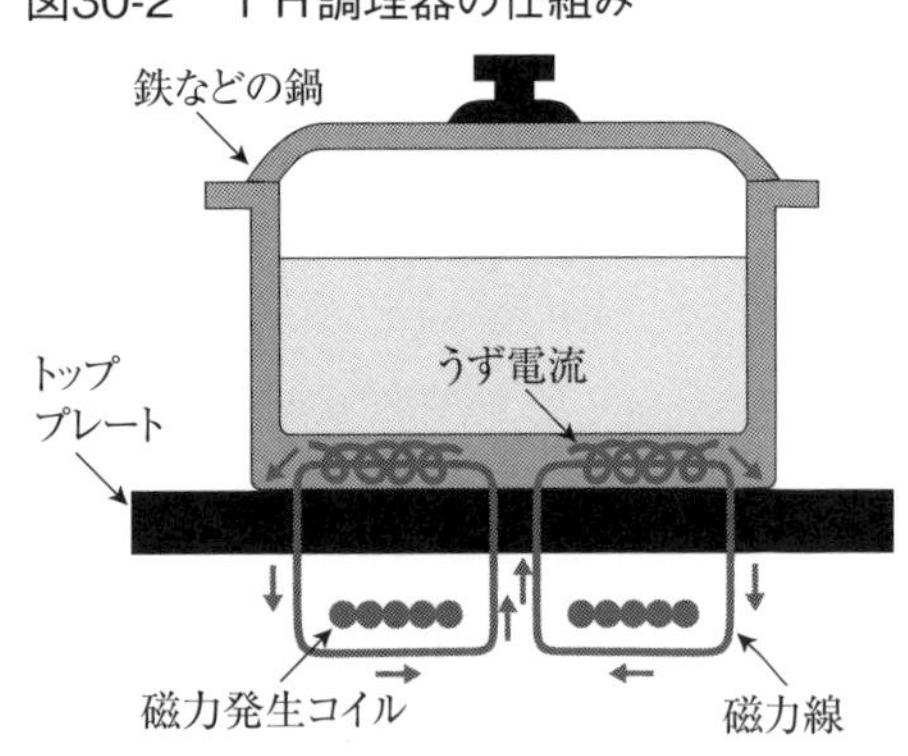

図30-2　ＩＨ調理器の仕組み

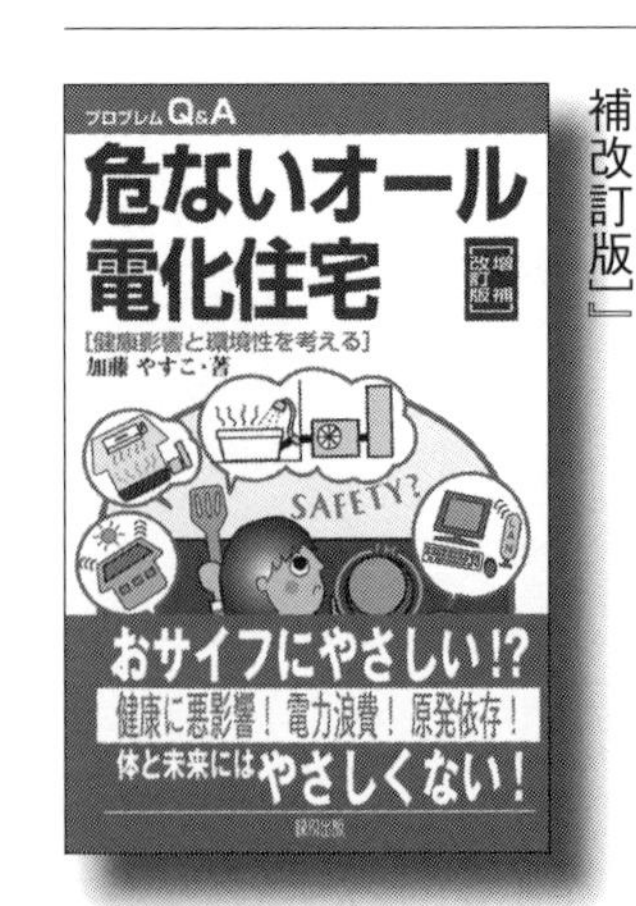

Q&A『危ないオール電化住宅［増補改訂版］』

ように持ち上げると「失神して大火傷をする可能性がある」そうです。電磁波過敏症の人も注意が必要です。

ガスレンジに変更したい場合は、地元のガス会社に相談してください。ガス会社には、IHヒーターからガスレンジへの交換依頼を以前から受けているので、対応してくれます。また電気炊飯器がなくても、圧力鍋を使えば、白米なら五分程度でご飯を炊き上げることができますし、土鍋で炊いたご飯はとてもおいしいです。

冷蔵庫

冷蔵庫や洗濯機は、電磁波だけでなく音（低周波音、可聴音）、振動も発生させます。そのため、冷蔵庫を台所ではなく、玄関や廊下、納戸に設置し、生活空間からできるだけ離して設置している人もいます。

関西地方のある患者さんは、水を入れたペットボトルを冷蔵庫に入れて凍らせ、冷凍後にペットボトルを冷蔵室に移して電源を抜き、稼働時間を短くしていました。季節や地域にもよりますが、半日から一日くらいは、電源を入れずに済むようです。ちなみに、過敏症になって食生活が大きく変わり、玄米菜食になって冷蔵庫なしで暮らす人も少なくありません。

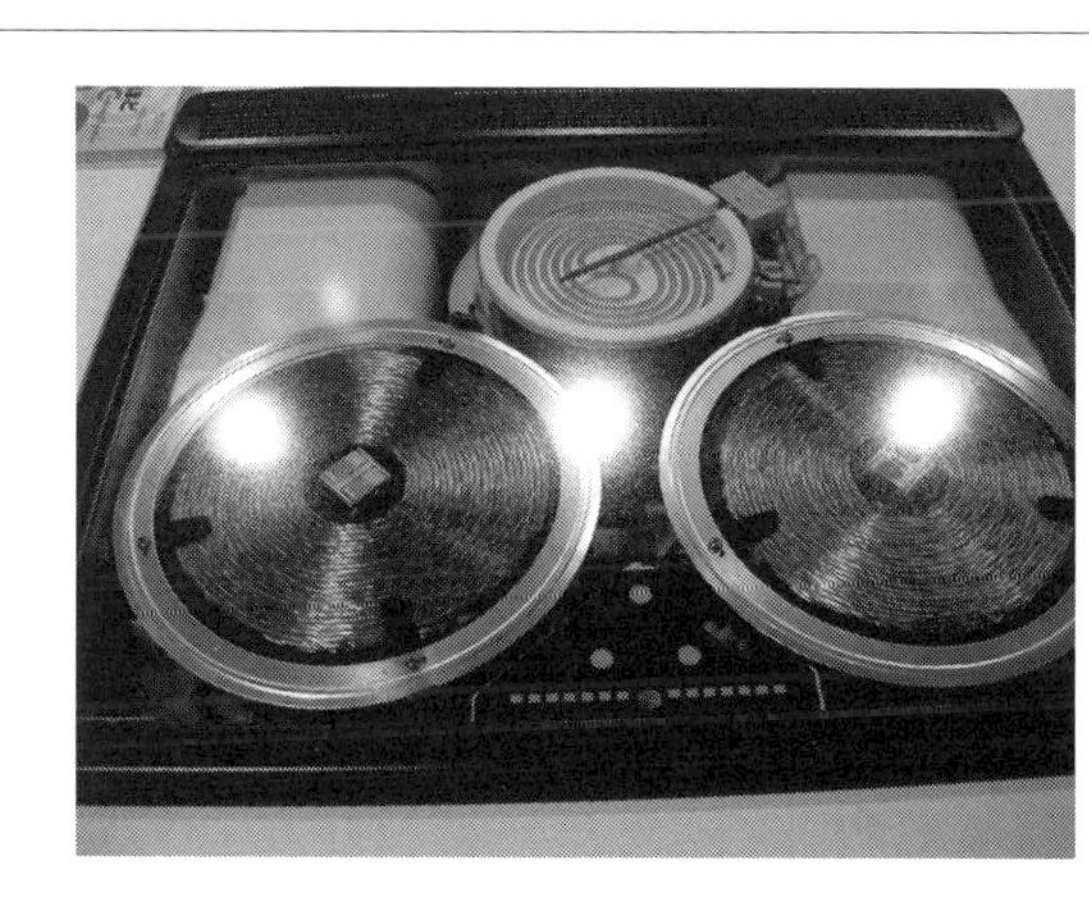

IHヒーターの電磁コイル

また、「ゴム製の防振シートを冷蔵庫の下に置くことで、振動感が減少した」という方もいました。防振シートはネット通販などで購入できます。

洗濯機

洗濯機の場合、電磁波より音や振動が問題です。洗濯機から五〇cmも離れれば、低周波電磁波はバックグラウンドレベルに減衰しますが、低周波音はかなり遠くまで届きます。筆者が自宅の洗濯機を低周波音測定器で計測したところ、五mほど離れた場所でも、直近とほぼ同じレベルの音圧が計測されました。ただし、音の伝わり方は住宅の構造などによって大きく変わります。

音や振動を避けるため、洗濯機のスイッチを入れたらできるだけ遠くに離れる人もいます。

ファックス電話・コードレス電話

コードレス電話は周波数二・四GHzの無線周波数電磁波を発生させます。子機付きのファックス電話も、親機から子機に周波数一・九GHzや二・四GHzの無線周波数電磁波を飛ばすので、被曝量が増えます。

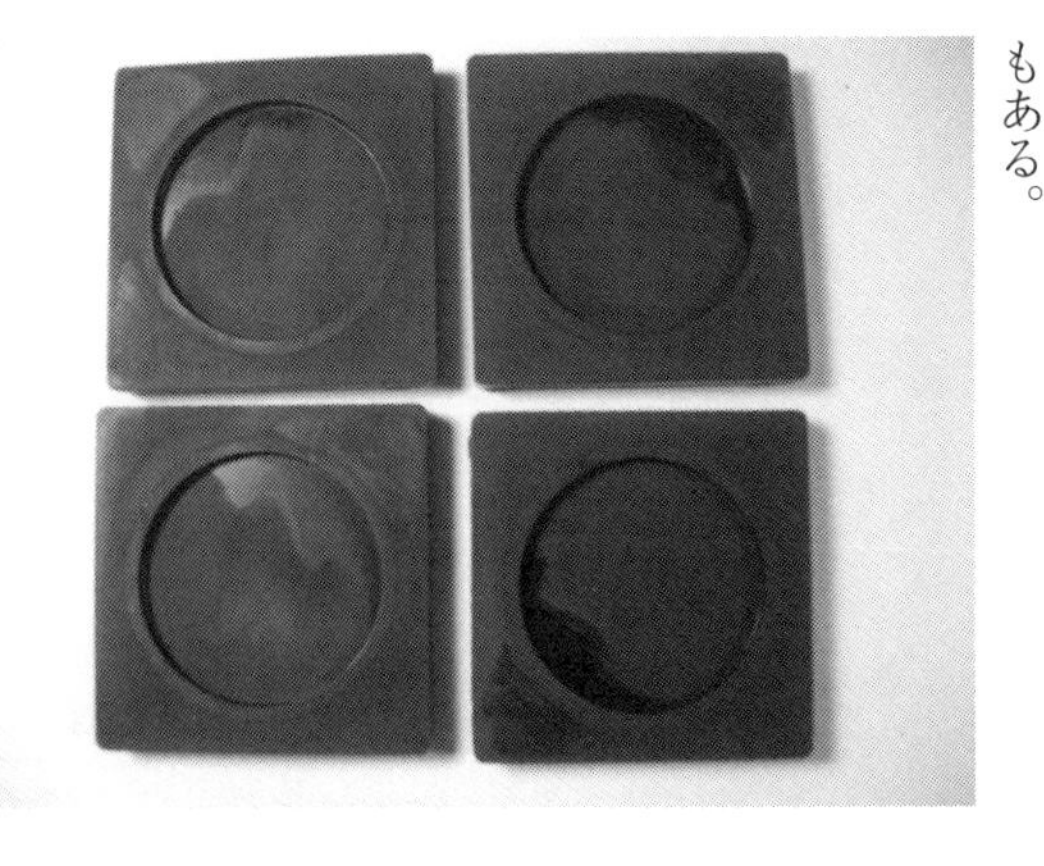

洗濯機用の防振マット
一〇〇〇円程度で販売されている。この他にも、ピアノの下に置くための大型のマットなども販売されている。商品によっては臭いが強いものもある。

現在販売されているファックス電話は子機付きが主流ですが、子機無しファックスを販売しているメーカーもあります。また、子機付きでも、設定を変更すると子機に電磁波が飛ばないようにできる機種もあります。子機の電池を抜いても親機から電磁波を送信する機種もありますが、親機にシールドクロスをかけて、被曝量を減らしている方もいます。

電源不要で、シンプルな機能の固定電話も三〇〇〇円程度で販売されています。このような電話機は停電時も利用できるので、災害に備えて一台用意しておくと、緊急時に役立つでしょう（詳細はQ39）。

過敏症でも使える電話を探すために、パナソニックのファックス相談窓口（ファックス〇一二〇－八七八－二三六、電話〇一二〇－八七八－九八三）に、相談した患者さんもいます。

この方は、「コードレス電話や携帯電話などで具合が悪くなるので、無線機能のないファックスへの買い替えを検討している。子機の無線機能をオフにできる製品はあるか」とファックスで相談し、子機の無線機能をオフにする方法を教えてもらいました。こういった相談窓口も積極的に利用していきましょう。

従来の固定電話を推奨

四七カ国が加盟する、欧州評議会議員会議は、二〇一一年に「電磁場の潜在的な危険性と環境におけるそれらの影響」を採択し、「有線や家庭内での固定電話の使用を推奨し、デジタル式コードレス電話やベビーモニターなどの潜在的な健康リスクについて情報を提供するよう、加盟国に求めている。

地デジテレビの健康被害

健康被害の事例は拙著『危ないオール電化住宅』（緑風出版）で詳述。

地デジ対応テレビ

二〇一一年にテレビ放送がデジタルに切り変わりました。地デジ対応テレビの電源を入れた途端、体が硬直して前のめりに倒れた人や、ほんの数時間、離れた場所から見ただけで睡眠障害が発生し、数日で体重が減少した方もいます。

テレビ局の関係者に聞いた話では「デジタルでテレビ波を送信する場合、情報を圧縮して送信し、受信して解凍するのを繰り返している。その際に電磁波が発生するのではないか」ということでした。無線LANを内蔵した製品もあるので、無線LAN電磁波の影響も考えられます。

また、最近のテレビは、赤外線を使って視聴者の居場所や明るさを把握し、最適な画像に調整する機能など、高機能化が進んでいます（表30－1参照）。赤外線は人体に害がないと言われていますが、電磁波過敏症の人は、強い痛みと

表30-1　地デジ対応テレビの機能

メーカー	無線LAN接続	主な機能
ソニー「ブラビア」	一部の機種(LX900)は無線LANを内蔵している。 他の機種はアダプター接続	「お気楽リモコン」 2.4㎓帯の電波を使い、リモコンの向きを気にせず操作できるリモコンを一部機種に搭載。機器の受光部に人やモノがあっても使用できる。与干渉距離10m 「視聴位置自動調整」 カメラセンサーが見ている人の位置を感知し、音声バランスと映像を最適に調整 「おまかせ画質センサー」 光源の種類と明暗を感知し、最適な画質と明るさに調整 「人感センサー（顔認証機能付き）」 雑誌を読んでいたり携帯電話を見ていると、センサーが感知して自動的に画面をオフにする 「近すぎアラーム」 小さな子どもが画面から約1m以内に近づくと画面へのメッセージ表示とアラーム音で警告
日立「ウー」	外部アダプターで接続	「インテリジェント・オート高画質」 内蔵センサーが日差しや蛍光灯などの光を分析し、最適な高画質に自動調整する
シャープ「アクオス」	外部アダプターで接続	「ムーブセンサー」 テレビの前の人の動きを感知して画面を自動的にオン／オフする 「明るさセンサー」 部屋の明るさに応じて画面の明るさを調節する 「無操作電源オフ」 一定時間、操作がない場合は自動的にオフになる

して感じます。機能の詳細をメーカーのパンフレットなどで確認し、リスクの少なそうな製品を選んだほうがいいでしょう。なお、地デジをきっかけに、テレビを捨てた患者さんも少なくありません。

無線ドアホン

「どこでもドアホン」などの商品名で、無線周波数電磁波を利用し、スマートフォンに来客を知らせるドアホンも普及しています（表30‐2）。

パナソニックのドアホンは、玄関に設置したインターホン（子機）から、モニター（親機）に来客を伝えるだけでなく、親機が中継機となって、テレビやファックス電話機、スマートホンなどに情報を送信します（表30‐2）。また、ドアや窓につけられた防犯センサーの情報や来客情報を、屋内の無線（Ｗｉ‐Ｆｉ）ルーターを経て既存のインターネット網を使って、外出先のスマートホンに送信することもできます。

親機と子機は障害物がない場合、最大一〇〇ｍまで送信できます。使用する周波数はメーカーや商品によって異なりますが、一・九～二GHz帯で、携帯電話やコードレス電話で使われる周波数と同等です。住宅などで電磁波を測定し、Ｗｉ‐Ｆｉルーターやコードレス電話の電源を落としても数

表30-2　パナソニックの「どこでもドアホン」の他機器との連携連携できる

機器	機能と接続台数
電話/ファクス	ドアホンの来客に応答。ドアホンの子機を登録して、電話として使うことができる（1台のみ）
スマートホン	専用アプリでドアホンの来客応答が可能（4台まで）
テレビ/レコーダー	ドアホンの映像をテレビに表示、レコーダーに録画できる（テレビ2台まで、レコーダー1台まで）
窓/ドアセンサー	窓やドアが開いた際、親機に知らせる（20台まで）
警報機	警報機の反応を親機に知らせる（1台まで）
電気錠/エアコン	電気錠の施錠・解錠や、エアコンなどのオン・オフができる（2台まで）
センサーカメラ	センサーカメラの映像を親機で表示・録画（4台まで）

値が下がらない場合は、無線式のドアホンがある場合が多いようです。自宅の電磁波が気になる場合は、ドアホンの通信方式（無線か有線か）を確認してください。

安全な商品を探す方法

よく、「安全な商品を教えてほしい」という問い合わせがありますが、過敏症の症状は個人差が大きく、筆者も全ての商品を把握しているわけではありません。インターネットで検索したり、メーカーの相談窓口に問い合わせてください。

とくにメーカーへの相談は重要です。直接相談することによって、「電磁波過敏症を発症して、電磁波の少ない商品を探しているユーザーがいる」ことを、メーカーに直接伝えることができます。それは将来の商品開発に繋（つな）がるかもしれません。

経済産業省への要請

筆者は、二〇一七年に経済産業省へ行き、化学物質、電磁波、低周波音の少ない家電が必要だと訴えた。担当者は「多様性と特殊用途としての製品開発は、今後のビジネスチャンスになる。新しい課題として考えていきたい」と回答した。

Q31 電磁波対策をする際、どのような点に注意したらいいでしょう？

家の中にも屋外にも、さまざまな電磁波発生源があります。どのような対策をすれば、電磁波を減らして安全な環境にすることができますか。

発生源は何なのか？

携帯電話やスマートフォン、Ｗｉ－Ｆｉなど、周波数の高い無線周波数電磁波は、波長が短いので、金属などで反射されやすく、シールド（遮蔽（しゃへい））するのは比較的簡単です（シールド方法についてはＱ29参照）。

しかし、不適切な電磁波対策によって体調が悪化しているケースも多いようです。例えば、有名なコンサルタントに勧められたと言って、外壁も屋内も鉄板でシールドするなど、過剰な対策をしている例もあります。住宅雑誌で「電磁波対策をしている」と紹介された建築士に依頼したら、「無線周波数電磁波の対策はできない」と言われ、低周波電磁波の対策しかしてもらえず、「家にいても苦しい」という人もいます。近年、急増しているのは無線通信機器に使う無線周波数電磁波なので、その対策をしなければば、被曝量を減らすことはできません。寝室にシールドクロスを何重にもかけているのにアースを取らないため、クロスが帯電して電場が異常に高くなり、眠れないと訴えている人もいました。

電磁波過敏症になると、低周波音や高周波音、振動、気圧変化など、物理的刺激全般に敏感になります。電磁波対策をする前に、何が原因で体調不良が起きているのかを確認しましょう。屋外の携帯電話基地局が原因だと思う方も多いようですが、近隣のエコキュートやエアコンから発生する低周波音や、屋内の家電（ドアホン、デジタルコードレス電話など、詳細はQ30参照）が原因の場合もよくあります。

自分の症状とリンクしている発生源が何なのかを、先入観なしに、探してみましょう。簡易測定器で測りながら、調べてみるのもおすすめです。オーストリア医師会が作った問診票では、携帯電話やＷｉ－Ｆｉ、コードレス電話、照明器具などの使用状況を質問する項目が含まれています。これらを利用して、自分の被曝状況と症状の関連性をチェックするといいでしょう。

また、「電磁波過敏症は金になる」といっている業者やコンサルタントもいるようです。もちろん、正しい知識と助言には正当な対価を支払うべき

気圧変化との関連性

アメリカの研究者、アーサー・ファーステンバーグさんは、電磁波過敏症と気象病の関連性を指摘している。気象病とは、低気圧が近づくと頭痛やめまい、倦怠感が起きる病気だ。気圧変化と症状に関連性がないか、確認するのも重要。何が原因なのかがわかれば、不安感は大幅に減少するだろう。また、天気予報をみて体調悪化を予測することもできる。

オーストリア医師会問診票

問診票は、いのち環境ネットワークのホームページからダウンロードできる（https://www.ehs-mcs-jp.com/研究-各国動向/）。

ですが、悪徳業者に食い物にされないよう、注意してください。

お金をかけない対策を

Q29で紹介した、住環境測定協会代表の原田英敏さんは、自身も電磁波過敏症と化学物質過敏症を発症しており、化学物質や電磁波、低周波音、ダニ・カビなど住宅に関わる環境因子の測定と対策を担う測定士を育成するほか、患者宅の測定・改善対策を実施しています。

原田さんは、対策をする際に「できるだけお金を使わないようにする」ことが大切だと考えています。これまでに、「スマートメーターで調子が悪くなった」、「電柱のトランスで具合が悪いようだ」と言った相談を受けて、全国各地で対策を行ってきましたが、なかには「電磁波過敏症なので、電磁波対策をして家を建てたが、引っ越した途端に体調を崩した」という人もいるそうです。「ひどい場合は数百万円、時には数千万円もかけて対策をしたのに、症状が悪化しているケースもあります」。

原田さんによると、「現地調査に行くと、相談者の思い込みと測定による結果が違うケースがよくあります。外部の電磁波や送電線に問題があると思っている方が多いのですが、実際に測定してみると、屋内の配線や機

低周波音の健康影響

エコキュートやエネファームなどのヒートポンプ設備によって、不眠症や耳鳴り、めまいなどの症状が全国で発生している。低周波音についてはQ34を参照。

器に原因があったというケースが少なくありません。高周波電磁波と低周波電磁波、音の違いが理解できていない方、測定せずに電磁波が原因だと思い込んでいる方など、一人ひとり状況が違います」。

「一番重要なのは、測定などによって、どのような環境因子の影響を受けているのかを確認すること、そしてその負荷をできるだけ減らすことです。その上で、現在の住環境や過去の生活習慣と症状の関連性を認識して、改善対策ができるのです。問題点と解決策のピントがずれていれば、どんなに費用をかけても無駄になります」。

「ですから、できるだけお金をかけずに対策をすることが、一番よいシンプルな方法だと思ってください。環境負荷の低減も、自分の身体のケアも、基本的なことを知って基本的な改善を行うのが一番シンプルでお金がかからない方法なのです」。

「無線周波数電磁波は、金属で反射されやすいので、室内に反射波が入らないよう考えますが、難しいのは低周波電磁波の対策だ」と言います。

低周波電磁波は波長が長いので、防ぐのが非常に難しく、高圧線送電線の電磁波を避けるにはできるだけ離れるしかありません。同様に低周波音も波長が長いので、対策は困難です。

しかし、室内配線から発生する低周波電場を遮蔽することによって低周波磁場をある程度減らすことは可能だそうです。「室内の低周波対策と室内外の低周波・高周波対策をケースバイケースで、バランスよく行うのが一番安価にできる方法です。あとは化学物質やカビ対策、音の関係が主なものになります。さらに自分の体の中の身体内環境を整えることが最も重要です。そういうコンサルができる方を養成していきたい」と原田さんは考えています。

Q32 静電気も避けたほうがいいのでしょうか？

電磁波過敏症になると、合成繊維の服で不快感を感じ、化繊のミシン糸が触れる部分が痒くなったりします。静電気の影響なのでしょうか。

静電気の感受性も個人差がある

髪の毛をプラスチックのブラシや下敷きでこすると、髪の毛が浮いたり逆立ったりします。またカーペットの上を歩いて、金属のドアノブに触れると、バチっと電気ショックを受けることがあります。これらは静電気による帯電現象です。

全ての物質は原子で構成され、原子は正（＋）電荷を持つ原子核の周りを、負（－）電荷が回転しています。他の物質で摩擦すると、電子はもともとの物質から離れて別の物質に移ることができます。電子を失った原子はプラスに帯電し、電子が移った方はマイナスに帯電します。毛皮をガラスでこすれば、必ず毛皮はプラス、ガラスはマイナスの電荷が帯電し、逆の現象は起きません。このような組み合わせを摩擦電気系列といいます

帯電しにくい繊維

綿や麻は帯電しにくいが、化繊は帯電しやすい。静電気を避けるために衣類にも注意しよう。

（図32－1）。

一八世紀には、摩擦で起こした静電気を利用した遊びが流行しました。摩擦を利用して静電気を作り出して、コンデンサの元になったライデン瓶に貯め、大勢の人間が手を繋いでから電極に触れると、静電気が伝わって全員が感電します。その電気ショックを楽しんだのです。日本にもこの遊びは伝わり、「百人脅し」などの名前で、電気ショックを体験した記録が残っています。

アメリカの研究者、アーサー・ファーステンバーグ氏は、電磁波に関する一八～一九世紀の文献をまとめた『インビジブル・レインボウ』を発表し、フランスの修道院長、ジャン・アントワン・ノレが、フランス王の前で、手をつないだ親衛隊中隊の兵士二四〇名に、電気ショックを与えてみせた例を紹介しています。電気ショックの体験は人気を集め、ステッキのように見えるライデン瓶も販売されたそうです。こっそり充電して、突然、友人に触れさせて驚かせるためです。

ヨーロッパでは、この静電気を医療にも利用しました。神経系や皮膚、血液、呼吸器系の治療に効果があるとされ、静電気が子宮を収縮させることがわかると中絶にも用いられました。主な効果は、鎮痛、体温上昇、食

図32-1　摩擦電気系列

＋（正）←　　→ −（負）

人毛	羊毛	ナイロン	絹	木綿	紙	硬質ゴム	木	アセテート	ポリ塩化ビニール	ポリエチレン

参考：竹中治夫・荻野孝也『静電気の発生と測定』（油化学）Vol6, No.6（1957）ほか

欲促進、精神的な高揚感、母乳や月経血の分泌、発汗、排便・排尿などでした。

ただし、静電気を用いた利用は個人差があり、体調不良を訴える人もいました。その症状は、めまい、吐き気、頭痛、神経痛、イライラ、抑うつ、不眠症、疲労感、衰弱、筋肉や関節の痛み、動悸、鼻血・出血、発熱、咳、目の痛み、耳鳴り、味覚異常などで、電磁波過敏症の症状と重なります。

前述したノレは、帯電させた金属の檻のそばで女性を五時間過ごさせると、わずかに体重が減少したと報告しています。

無線通信機器などによって、生活環境の電磁波が増え、私たちは帯電しやすくなっています。静電気を避けることも、健康を回復し維持していく上で必要です。

静電磁場を防ぐには

ヨーロッパ環境医学アカデミー（ＥＵＲＯＰＡＥＭ）は、静電気も避けるように求めています。

「都市部の住民のほとんどは、ゴム底靴で歩き、合成された衣類を着て、ゴムタイヤのついた金属製の箱で移動し、人工的な電磁場や放射線が充満するコンクリートの建物で暮らし、働くことによって、地球の天然のアース・磁場から遮断されている。森の中で過ごし、渚に沿って裸足で歩き、草の上に寝転ろび、岩に座り、雨の後に屋外を散歩することは、アースする（訳注：帯電した静電気を地中に逃がす）のを助け、病的な健康状態に関わるプラスに荷電されたイオン増加とのバランスをとるのに役立つだろう」と述べています。

また、金属のないベッドやマットレスで眠ること、暖房用ラジエーターやスチールなど金属のそばで眠るのを避けることも求め、「綿の衣類や皮底の靴は静電気を避けるのに役立つ」とアドバイスしています。摩擦電気係数で見ると綿や麻の衣類は帯電しにくいので、こういった衣類を着るようにするといいでしょう。

なお、アースするには、裸足で地面にたつのが一番です。庭仕事をする時に裸足で作業したり、公園で裸足になるだけでも帯電した静電気を抜くことができます。

クリントン・オーバーさんらの著書『アーシング』（ヒカルランド刊。Basic Health Publica-tion）では、アーシングするために、足の裏にある湧泉というツボを刺激することや、眠る時やパソコンを使ったデスクワークをする際にアーシングマットを引くことを勧めています。アーシングマットはインターネット通販などでも購入できます。

筆者は、外出して電磁波に被曝すると、足の裏や関節を棒灸で温めると、皮膚のむくみや赤みが取れ、帯電した時に特有の不快感が消えると感じています。湧泉だけでなく、膝、肘、指先などの関節も棒灸を当てると、体が楽になります。

また、お風呂や足湯に塩を入れて電解液を作って入浴したり、足を入れると、帯電感の解消に役立ちます。

棒灸
艾（もぐさ）を棒状にまとめたもの。先端に火をつけ、患部に当てるだけなので、簡単にお灸ができる。インターネット通販などで、一〇本で千円程度で購入できる。ただし、燃やすと独特の匂いがあるので、屋内で使う場合は換気扇を回すとよい。

Q33 太陽光発電やスマートメーターも避けた方がいいですか？

太陽光発電を設置すると、電磁波過敏症の症状は悪化しますか。スマートメーターを避けたい場合は、どうしたらいいでしょうか。

太陽光発電のリスク

自宅や勤務先の社屋に太陽光発電が設置されてから、電磁波過敏症になったり、過敏症の症状が悪化したケールもあります（拙著『危ないオール電化住宅』（緑風出版、３章）。

太陽光発電パネルは、日光を受けて直流の電気をつくり、インバーター（パワーコンディショナーともいう）で交流電流に変換し、屋内で使ったり売電したりします。

国立研究開発法人情報通信研究機構の「ＮＩＣＴ　ＮＥＷＳ」（№４６３）によると、直流電流を交流電流に変換する際に、電磁場が漏洩（ろうえい）してしまいます。この電磁場は、電磁雑音や電磁ノイズ、またはスイッチングノイズ（放射妨害波）と呼ばれます。

スイッチングノイズ

全ての電子機器は、直流電流で動くが、送電線を通じて届く電気は交流電流だ。そのため、半導体スイッチで高速オン／オフを繰り返し、パルス状の交流に変えてから整流し、直流電流に変換する「スイッチングレギュレーター方式」や、変圧器で所定の電圧に下げてから整流する「トランス方式」によって、直流に変換している。スイッチングレギュレーター方式は、効率が良いがノイズが大きい。

スイッチングノイズは、直流電流を運ぶ電線を通じて太陽光パネルに達し、周辺に放射され、周辺での被曝量を高めます。また、LED照明やインバーター式冷蔵庫やエアコンなどの省エネ家電や、スマートメーターなど周辺の電気製品にも悪影響を与え、誤作動を起こす可能性が指摘されています（図33－1）。

隣家が太陽光発電を設置したため、電磁波過敏症の症状が悪化し、隣家に発電を止めてもらった過敏症患者もいます。隣家は売電で月に三万円の利益を得られるはずだったので、毎月三万円を払って発電を止めてもらい、その間に転居先を探して転居したそうです。

ベランダなどに置ける小型の太陽光発電を設置してから、電磁波過敏症になった人もいます。自分や家族が化学物質過敏症なら、電磁波過敏症の症状がなくても、太陽光パネルを自宅に設置するのは避けた方がいいでしょう。化学物質過敏症患者の五〇～六〇％は電磁波過敏症を併発していますから、できるだけ電磁波を避けた方が安心です。

最近はミドルソーラーとも呼ばれる、数百kWから一〇〇〇kW未満の発電規模の太陽光発電所を住宅地に設置するケースも増えています。太陽光パネルの反射によって周辺の気温が上昇して、冷涼な山間地だったのにエア

図33-1　太陽光発電設備から漏洩する電磁場

スイッチングノイズ（放射妨害波）が、ケーブルや太陽光パネルから発生する。

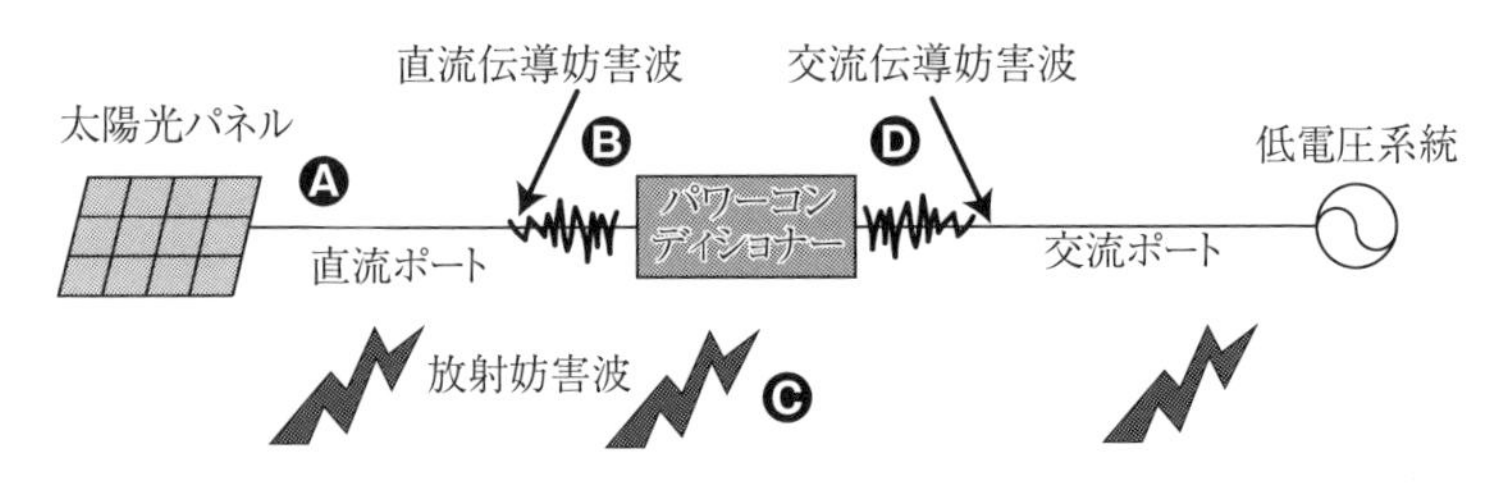

（参考:山根宏Annual Report No.27,2016,NTT総研53-58）

コンが必要になるほど室内外が暑くなったり、パネルによる反射光でまぶしさに悩まされることが問題になっています。

地価の安い地方都市や過疎地は、ミドルソーラーの事業者に狙われやすいので、自治体に働きかけて、規制条例を作っておくことも必要です。

北海道小樽市では、市有地が太陽光発電事業者に売却され、低層住宅しか立てられない地域に、太陽光発電所が設置されることになりました。周辺住民は、事業者に説明会開催を要請し、毎回一〇〇人近い住民が参加して反対意見を述べ、環境法の専門家や弁護士を招いた勉強会も開催しました。計画中止を求める署名約三〇〇〇筆を集め、市に提出しています。この問題がきっかけで、小樽市は太陽光発電設置のガイドラインを作成することになりました。

スマートメーターよりアナログメーターを

政府は二〇二〇年代早期に、全ての家庭にスマートメーターを設置する計画です。従来のアナログメーターは、電気検針員が毎月訪れて電気使用量をチェックしていましたが、スマートメーターは無線周波数電磁波を使って電気使用量を三〇分ごとに送信します。

住宅地の場合は、電柱にコンセントレーターという情報集約装置が設置され、電気使用量のデータを集めて電力会社へ送ります。この場合は、スマートメーターからスマートメーターへと、バケツリレー方式でデータを送り、コンセントレーターへ届けるので、コンセントレーター周辺の家は被曝量が高くなると言われています。

住宅の少ない山間地などでは、既存の携帯電話網を利用し、スマートメーターから基地局にデータを送信します。

スマートメーターによって電力使用量を把握しやすくなり、省エネにつながると言われていますが、各電力会社の試算を見ると、大幅に削減できるのは人件費や設備費で、省エネによる節電効果は三~二〇%程度です。

無線通信は電力使用量を増やすので、省エネを理由に導入するのは矛盾があります。どうしてもスマートメーターが必要なら、有線で情報を送信する方法を採用するべきです。

電力メーターは計量法によって一〇年ごとに交換することになっています。まだ自宅にアナログメーターが付いている場合は、次回の交換時期を電力会社に確認し、スマートメーターを拒否することを伝えましょう。

アナログメーターへの交換

従来のアナログメーターを提供してくれたり、今使っているアナログメーターを使い続けることを認める電力会社もある。スマートメーターから、無線通信装置の入った通信ユニットを外すことを提案する事業者もあるが、スイッチングノイズが発生し、体調不良の原因になる可能性もある。

Q34 過敏症になると、低周波音にも反応するのでしょうか?

私たちの周りには、エアコン室外機、エコキュートやエネファームなどのヒートポンプ給湯器があり、大規模な風力発電施設も増加しています。

音への過敏性

電磁波過敏症になると、音や振動、気圧の変化など物理的な刺激全般に敏感になります。自分が電磁波に反応しているのか、音や振動が原因なのかを把握することが大切です。

音は空気を振動して伝わり、鼓膜がこの振動をとらえ、前庭にある蝸牛(かたつむり)内のリンパ液を振動させます。蝸牛神経の末端にこの刺激が伝わり、脳の聴覚野に届くと「音」として感じられます。

電磁波と化学物質で起きる症状は異なることが多いので区別しやすいでしょうが、電磁波と音は症状がよく似ています。電磁波を簡易測定器で測ったり、周囲の状況を調べ、自分が何に反応しているのか観察しましょう。慣れてくれば何に反応しているのか、わかるようになるでしょう。

人間にとって一番よく聞こえる範囲は、周波数一〇〇〇～四〇〇〇Hzの範囲であり、二〇Hz以下の超低周波音は聞こえにくいとされています（図34-1）。しかし、音の聞こえ方は個人差が大きく異なります。また音が強ければ、周波数の低い音でも聞こえます。

低周波音による健康影響

低周波音・超低周波音の発生源には、ヘリコプターや航空機、トラックやバス、自動車のエンジン音、エアコン室外機などがあります。近年は、深夜電力を利用したり、空気熱を吸収するヒートポンプ技術を利用したヒートポンプ給湯器も増えています。電力で稼働するものはエコキュート、ガスで動くものはエネファームなどの商品名で販売されています。ヒートポンプユニットは、空気中にある二酸化炭素を冷媒として使って熱交換を行います（図34-2）。熱交換器で冷媒と空気の熱を交換することで冷媒の温度をあげ、冷媒をコンプレッサーで圧縮して高温にします。高温になった冷媒の熱を水と交換し水を温めます。

深夜電力を利用するタイプは、午後一一時頃から午前七時の夜間に稼働してお湯を作ります。コンプレッサーとファンから運転音が発生し、健

図 34-1　音の種類

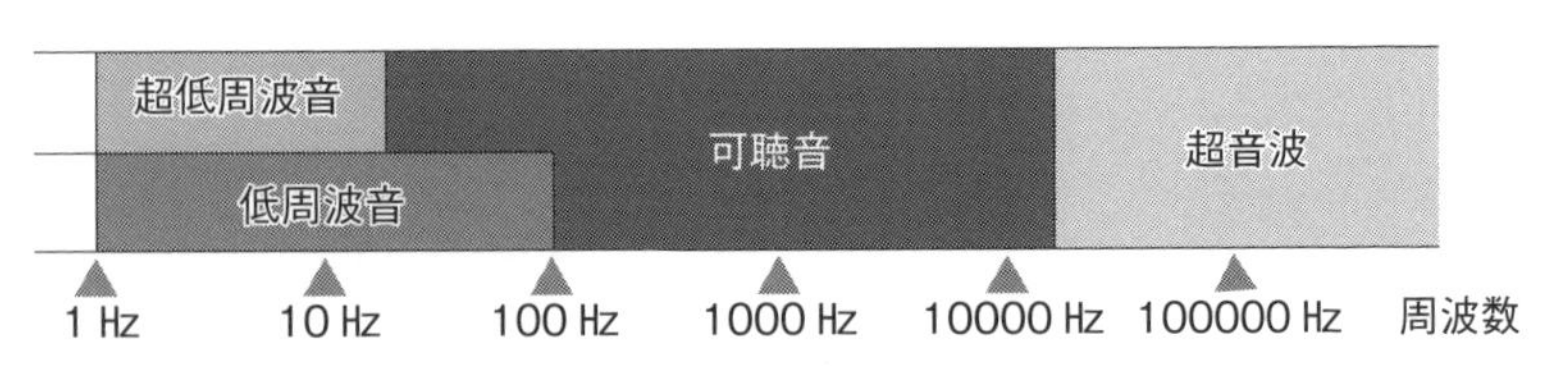

一般的に、20 Hz 以下を超低周波音、20～200 Hz を低周波音、200 Hz 以上を可聴音という。日本では、1～100Hz を低周波音と呼び、その中でも 1～20Hz を超低周波音と呼ぶ。周波数が低いと低い音として、高ければ高い音として認識される。

出典:環境省「よくわかる低周波音」

康被害を起こすことが問題になり、各地で裁判（二〇〇ページ、下段）も起きています。

消費者庁は、エコキュートから発生する低周波音に曝された五〇人の事例を調査しました。そのうち二八人が体調不良を訴え、主な症状は不眠、頭痛、めまい、吐き気、うつ状態、動悸などで、ホテルに避難したり転居した人もいました。

症状を訴えた人は女性が多く（七八・六％）、年代別にみると、四〇代が三二・一％、五〇代が一四・三％、六〇代が二一・四％を占めました。低周波音で起きる症状や、女性と中高年の発症者が多いことは、電磁波過敏症と似ています。

ヒートポンプ給湯器の音は、ズンズン、グォングォン、グアングアンなどの、うなっているような音として聞こえる人もいましたが、「音というより脳や体に直接響く感覚だ」と報告した人もいました。

症状を訴えている人とそうでない人を比較すると、症

図34-2　エコキュートのしくみ

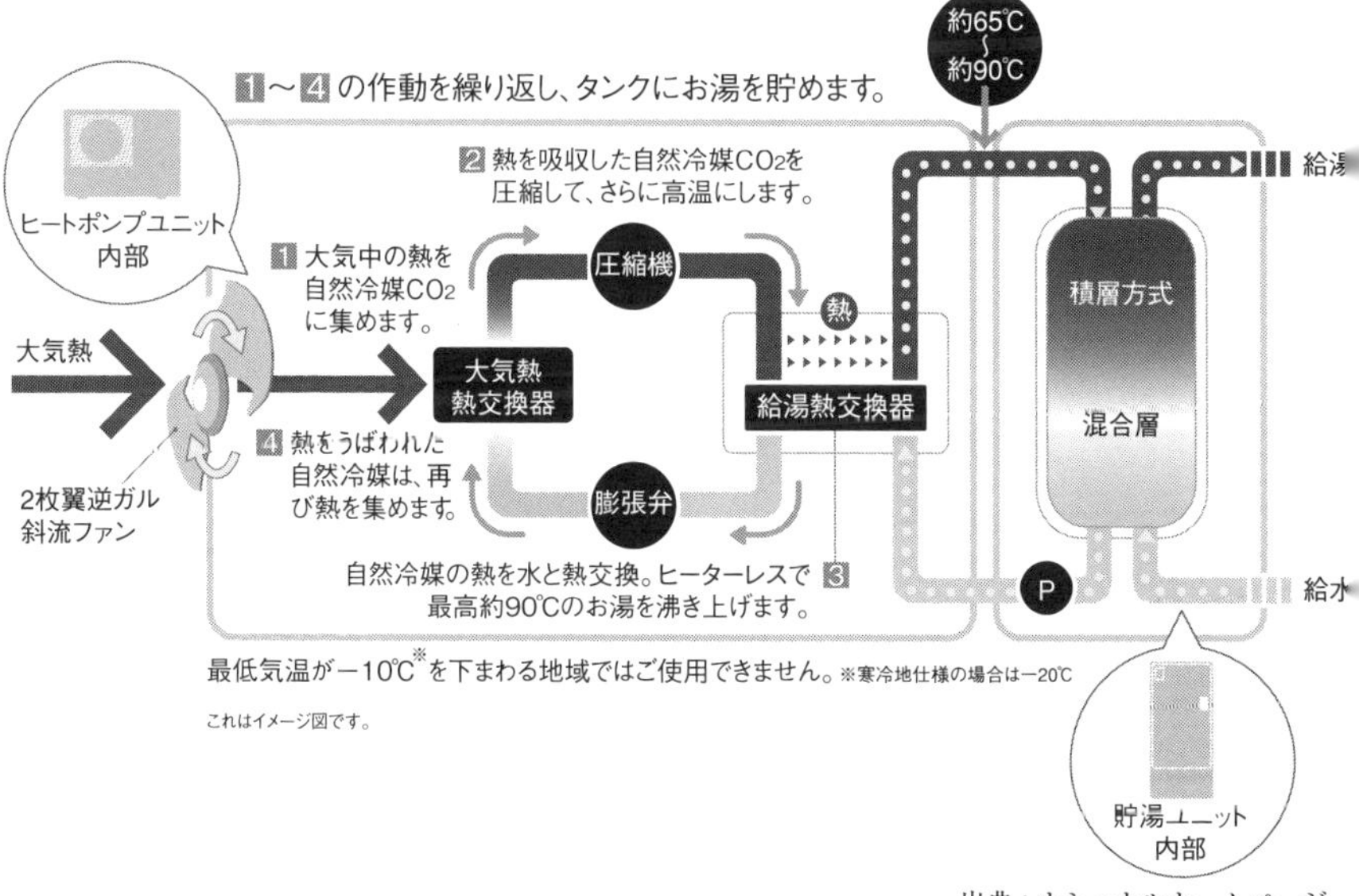

最低気温が－10℃※を下まわる地域ではご使用できません。※寒冷地仕様の場合は－20℃

これはイメージ図です。

出典：ナショナルホームページ

状を訴える人は特に耳の感度が高いというわけではなく、両者に大きな差はありませんでした。音による症状を訴える人は神経質なだけだと非難されることもありますが、この調査では、個人の気質と症状の間に関連性は見られませんでした。

消費者庁は、健康被害のリスクを減らすために、製品開発をする際に配慮すること、低周波音の表示を検討すること、健康被害を訴える人がいることを製品カタログに表示することなどを求めています。

参照値以下でも症状は起きる

環境省は、体調不良の原因が低周波音かどうかを判断する目安として、「心身に係る苦情に関する参照値」を設けています。例えば中心となる周波数が二〇Hzの場合、七六dB（デシベル：音の強さを示す単位）を参照値とし、測定された音の強さが上回っていると、音との関連があるとみなされます。

しかし、この参照値は一般成人の九〇％が寝室で許容できるレベルの音の強さを示したもので、一〇％の人は参照値以下の弱い音でも音が気になって眠れなくなったり、体調不良が起きる可能性があるのです。

エコキュート裁判

群馬県高崎市の男性は、二〇〇九年に隣家にエコキュートが設置されてから、夫婦ともに不眠などの健康被害を受け、運転差し止めと損害賠償を求めて提訴。一三年に和解した。

埼玉県所沢市では、隣家のエコキュートで健康被害が発生したとしてメーカーを提訴。一七年に、隣家の敷地内で給湯器を移設することで和解した。

一六年には、エコキュートやエネファームによって健康被害を受けた六人が、国に約一五〇〇万円の賠償を求めて東京地裁に提訴している。

ところが実際には、参照値以下であることを理由に、症状との関連性を否定されるという問題が起きています。そのため消費者庁は、個人の特性も影響するので、参照値以下でも慎重な判断が必要であることを明確に周知すべきだ、と指摘しています。

風力発電施設の増加

東日本大震災以降、風力発電所の設置が各地で進んでいますが、風車も可聴音・低周波音・超低周波音を発生させます。

可聴音はモーターなどが入ったナセルから、低周波音・超低周波音は風車の羽根（ブレード）が回転することで発生します。低周波音・超低周波音は波長が長いので、数キロメートル離れた場所でも影響を与えます。近年は風車の大型化と施設の大規模化が進んでいますが、風車が大きくなるほど、また設置される風車の基数が増えるほど、音の影響は深刻になります。

風力発電施設周辺では、睡眠障害や頭痛、疲労感などの体調不良を訴える住民が多いことがアメリカやカナダ、ニュージーランド、オーストラリア、オランダ、スウェーデンなど、世界各国で報告されてきました。

鹿児島県長島町で行われた調査は、風車から一・五km以内の住民は、二km以上離れた住民よりも睡眠障害を訴える率が二・〇六倍高く、風車騒音が聞こえる住民は聞こえない人より睡眠障害を訴える率が二・一五倍高くなったと報告されています。

北海道石狩市では、石狩湾新港周辺の狭い地域に、四つの風力発電計画が進行中です（表34 - 1）。石狩市は人口約六万人で、隣には人口約一二〇万人の札幌市と人口約一二万人の小樽市があります。このような人口密集地に大規模な風力発電施設が集中するのは、全国的に見ても稀（まれ）です。

北海道大学大学院工学研究院の松井利仁教授は、各事業者が公表した稼働後の低周波音予測値をもとに、圧迫感・振動感の発生率を予測し、これらの風車によって一二km以上離れた札幌市手稲区、北区を含む広い範囲で約二〇〇〇人に影響が出ると報告しています。

風力発電施設は全国の過疎地や洋上での設置が増えています。出力一万kW以上の施設は、環境への影響を評価する環境アセスメントが必要です。アセスの資料が発表されると、縦覧期間といって住民が意見を出すことができる期間もありますし、対象地域では住民説明会も開催されるので、そのような場で意見を出していくことも必要です。

表34-1　石狩市で進む風力発電設置計画

名称	事業者	設置規模
石狩湾新港風力発電事業	エコ・パワー	3300kW × 2基
石狩コミュニティウィンドファーム	市民風力発電	3200kW × 7基
銭函風力発電事業	銭函ウィンドファーム合同会社	3,400kW × 10基
石狩湾新港洋上風力発電事業	合同会社グリーンパワー石狩	8,000KW × 最大14基

Q35 第5世代移動通信（5G）が始まると、被曝量は増えますか？

二〇一九年秋から5Gのプレサービスが始まりました。今までよりも高い周波数帯や通信方法を使い、健康や環境に深刻な影響を与えると懸念されています。

第5世代移動通信（5G）とは

携帯電話の通信方式は一〇年ごとに変化してきました。第1世代移動通信システム（1G）携帯電話は通話するだけでしたが、第2世代（2G）ではメールもできるようになり、第3世代（3G）では写真を撮ったり、動画を見たりすることもできるようになりました。

二〇二〇年からは第5世代（5G）が始まる予定ですが、さらに大容量のデータを送れるようになり、ほぼリアルタイムで機器を遠隔操作したり、一平方kmあたり一〇〇万台の無線通信機器を同時に接続できるようになります（表36-1）。

今までの無線通信は、携帯電話やスマートフォン、タブレット端末での利用が中心でしたが、5Gでは、自動車や産業機器、防犯、遠隔医療など幅広い分野での利用が考えられています。

例えば、携帯電話会社はセキュリティサービスを行なう会社と連携し、監視カメラや警備員のウェアラブルカメラ（無線通信機能のある、携帯できる小型カメラ）、スマホ、警備ロボット、ドローンなどからの情報を、5Gを利用してコントロールセンターに集約し、リアルタイムで制御・監視を行なう実証実験をすでに行なっています。

第5世代モバイル推進フォーラムは、「カメラやセンサーから得られた情報をもとに、災害や事故、犯罪などを予見してフィードバックする」ことで「安心安全な社会を実現する」と言っていますが、実用化されればプライバシーが侵害されるリスクがあります。また、電磁波の被曝量が急増し、健康面では、安心安全とはほど遠い環境になることが予想されています。

準ミリ波も利用する

5Gでは、いままで無線通信に利用されていなかった、非常に高い周波数帯の電磁波が利用されます（表36‐2）。現在利用されている第四世代移動通信システム（4G）では、周波数三・五GHz帯などを利用していますが、大容量のデータを多数の無線通信機器で素早く処理するには、今まで使っていな

表36-1　第5世代移動通信で目指している性能と用途

性能	概要	用途
超高速	現在のシステムより100倍速いブロードバンドサービス	・2時間の映画を3秒でダウンロード
超低遅延	通信による遅延は1ミリ秒程度。タイムラグを気にせずに、遠隔操作できる	・自動車の自動運転 ・ロボットや工事用車両の遠隔操作
多数同時接続	スマホ、パソコンなど身の回りのあらゆる機器をネットに接続できる	・家の中で端末やセンサー100個を接続できる ・スマートメーター、監視カメラも接続して管理

かった周波数帯を5Gで利用しなくてはいけません。そこで、準ミリ波である二八GHzといった非常に高い周波数帯も使われることになりました。

広いエリアをカバーするマクロセルでは、周波数三・七GHz帯と四・五GHz帯を使い、当面は従来の4G／LTEの通信方法を利用します（図36‐1）。

超高速・大容量通信を行なうスモールセルやスポットセルではWi‐Fiや四GHz帯に加えて、二八GHz帯を使います。周波数が高くなればなるほど、波長は短くなり、金属やコンクリート壁などにぶつかって反射されやすく、届きにくくなります。そのため、スモールセル・アンテナは約二〇〇mごとに設置しなくてはいけません。

マクロセルも、今までよりも多数必要になります。そのため、KDDIだけでも、二〇二三年度までに5G基地局を、五万三六二六局設置する予定です。

設置費用を抑えるため、東京電力パワーグリッドとKDDI、ソフトバンク、楽天モバイルは、電柱に共用アンテナを設置する実証実験も行なっています（図36‐2）。またNTTドコモは、縦八・五cm、幅二一・二cmのガラス板状のアンテナや、道路の下にアンテナを埋め込むマンホール基地局も開発しています。マンホール基地局の場合、アンテナ先端と路面まで

図 36-1　5G通信のしくみ

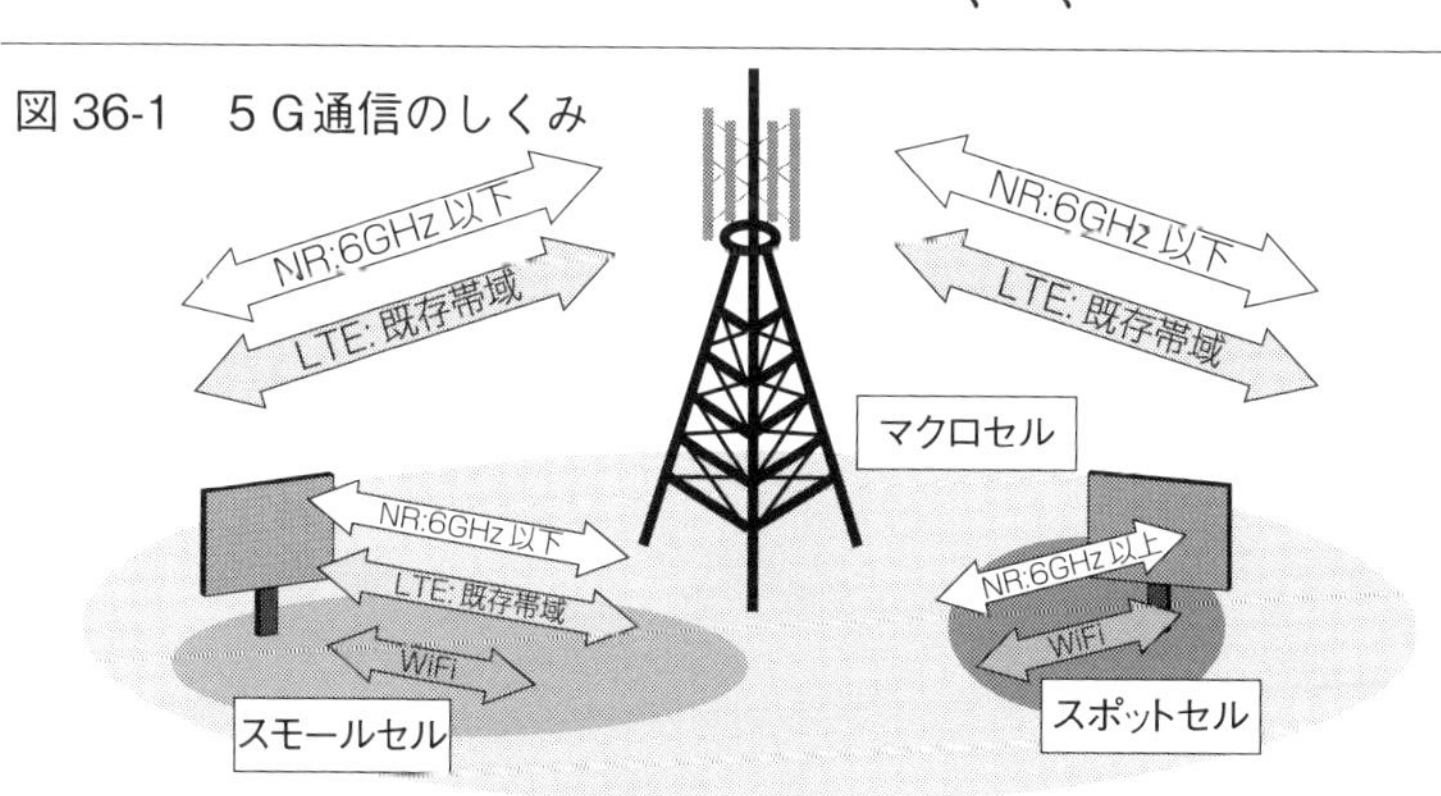

出典：新世代モバイル通信システム委員会「新世代モバイル通信システム委員会における5G 技術的条件に関する検討状況」

の距離は一〇センチしかなく、歩行者や周辺住宅への影響が懸念されます。

科学者は5Gの停止を求める声明を発表

二〇一七年、一〇八カ国二七〇人の研究者がEU（欧州連合）に対し、5Gの停止を求める声明文を発表しました。研究者らは、5Gは「無線周波数電磁場への被曝を大幅に増やすだろう。無線周波数電磁場は、人類と環境にとって有害であることが証明されている」と警告しています。

とくに子どもや妊婦（胎児）、高齢者への影響が心配されており、企業の影響を受けない中立な科学者の研究チームを早急に立ち上げることや、胎児や子どもを守るために新たな被曝基準を設けること、無線の代わりに有線デジタル通信を行うことなどを求めています。

アメリカのミシガン州議会では、5Gのスモールセル導入を促進する法案が二〇一八年三月に提案されましたが、公聴会に出席した医師と研究者は反対意見を述べました。

図 36-2　電柱に 5G 共用アンテナを設置する実証実験

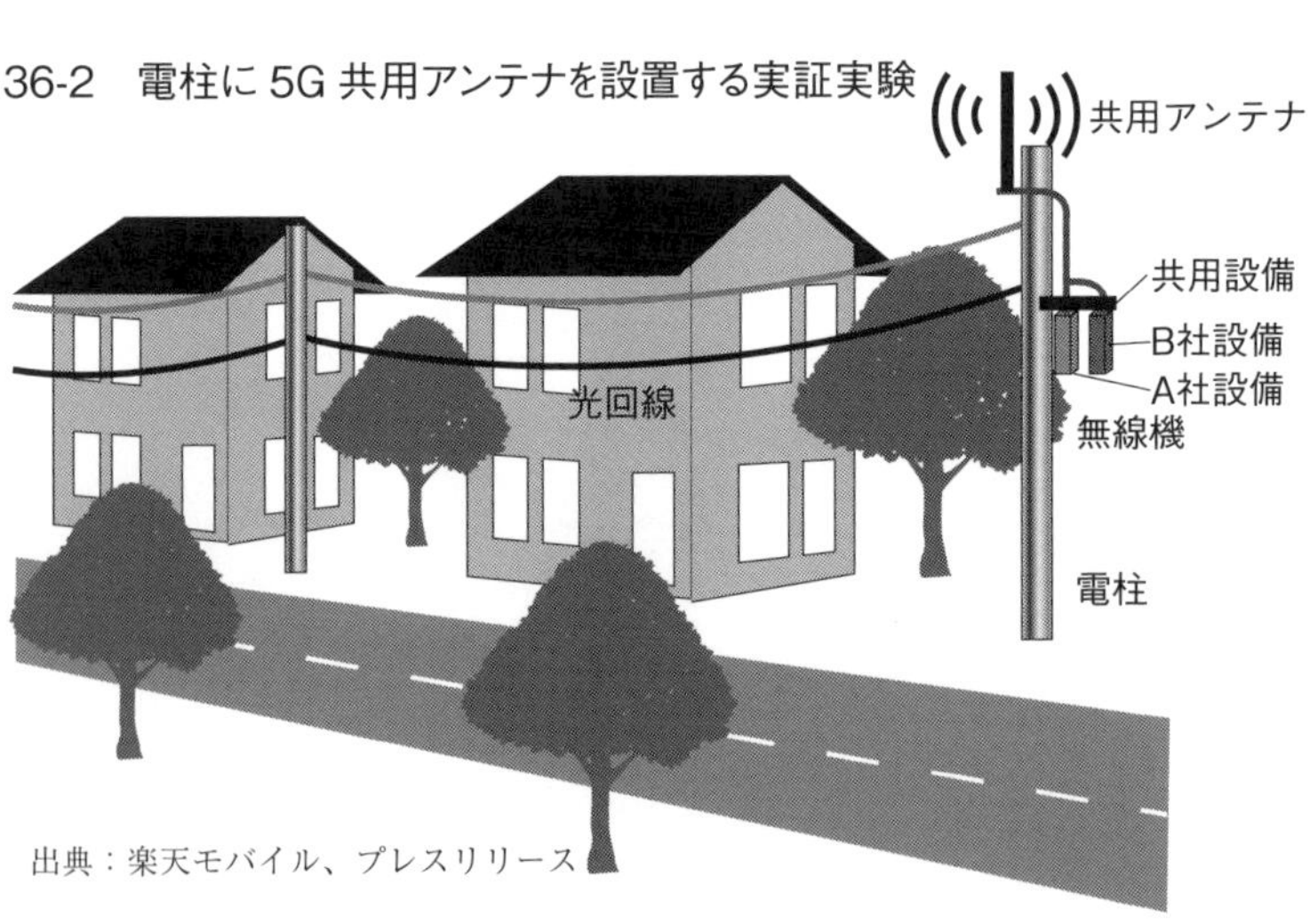

共用アンテナ
共用設備
B社設備
A社設備
無線機
光回線
電柱

出典：楽天モバイル、プレスリリース

医師のシャロン・ゴールドバーグ博士は、無線周波数電磁波が生物学的な影響を持っていることは、多くの医学文献で示されており、その影響は植物や動物、昆虫、微生物などあらゆる生命体で見られ、DNA損傷や心筋症、神経精神医学的な証拠があると訴えました。「5G導入は、有害性がわかっている技術を検査せずに利用することだ」と批判しました。

カナダ、マックギル大学のポール・ハーロウ博士は、5Gやレーダーを搭載した自動車に対する集団訴訟が起きる可能性があると警告し、「無線周波数電磁波を家庭に導入するのは、間違った考えだ。全家庭に光ファイバーが必要だ」と証言しました。

アメリカ小児科学会をはじめ約一九〇人の医師や研究者も「5Gの電磁波の健康影響は重大で、数千件に及ぶ論文で立証されている」として5G導入に反対する声明を委員会に送りましたが、ミシガン州議会は一一月に5G導入を促進する法案を可決してしまいました。

条例で導入停止した自治体も

国際連合の機関、国際電気通信連合（ITU）によると、5Gでは大容量・超高速通信を行なうため新しい通信方式と周波数帯を使うので、電磁

表36-2　無線周波数電磁波の名称

無線周波数電磁波のうち、3～30GHzをマイクロ波、20～30GHzを準ミリ波、30～300GHzをミリ波ともいう。マイクロ波の波長は1～10センチだが、ミリ波は1～10ミリと短い。

名称（周波数帯）	用途
マイクロ波（3～30GHz）	携帯電話、スマートフォン、Wi-Fi、衛星通信など
準ミリ波（20～30GHz）	第5世代移動通信システム、車載レーダー
ミリ波（30～300GHz）	短距離無線通信、車載レーダー、電波望遠鏡、対人制圧兵器など

波被曝量も著しく増加し、現在の被曝基準では5G導入が困難な国もあります。

被曝基準は国・自治体によって異なり、ロシアや東ヨーロッパは、科学的知見に基づいて六〇年代から厳しい規制を導入し、西ヨーロッパでは近年、予防原則に基づいて規制を強化してきました。

ところが、ＩＴＵは規制の厳しい国に対し、国際非電離放射線防護委員会（ＩＣＮＩＲＰ）の国際指針値などに沿って緩和するよう求めています。ほとんどの国が周波数オークションという制度を導入し、通信事業を行ないたい事業者は政府に利用料を払うことになります。ドイツでは5Ｇの周波数オークションで約八八〇〇億円が国庫に入る見込みです。

ベルギーのブリュッセル首都圏地域でも、5Ｇを導入するために規制緩和が検討されていましたが、フレモール環境大臣は「ブリュッセル市民は、利益のために売り払うことができるモルモットではない」と反対し、当面、5Ｇを導入できなくなりました。

スイスではジュネーブ州など四州が導入の一時停止を決定し、イタリアでも同様の動きがあります。ドイツでは一時停止を求める請願署名が約五五〇〇〇筆集まり、国会に提出されました。

ミリ波の軍事利用

アメリカ軍では、九五GHzのミリ波を照射して抵抗力を奪う非殺傷兵器「アクティブ・デナイアル・システム」を開発し、二〇一〇年にはアフガニスタンに配備した。照射されると強い熱刺激が発生するので、無力化できる。

周波数オークション

日本は周波数オークションを導入せず、総務省の裁量で周波数が割り当てられている。

アメリカのカリフォルニア州のフェアファックス町議会は、スモールセル・アンテナを住宅地に導入するのを条例で禁止しました。同州のサン・アンセルモ議会は、スモールセル・アンテナを設置する場合九〇m以内の住民に計画を知らせるよう求める条例を採択しています。

自動運転で電磁波が増加

通信事業者にとって5Gは、基地局の設置コストがかかる割りに回収が少なく、あまり魅力のある事業とは言えません。しかし、自動車産業にとっては、車の自動運転を実現するために必須です。

関西電力とパナソニック、トヨタIT開発センターは、見通しの悪い交差点の電柱にレーダーと通信設備を設置して実証実験を行ないました。ミリ波レーダー（七九GHz）を歩行者に照射して位置を検知し、七〇〇MHzの無線周波数電磁波を使って車に位置情報を送信しました。

自動運転を実現するには、運転を支援するダイナミックナップも必要なので、電柱に設置した通信設備から周波数六〇GHzの電磁波を使って、専用端末を搭載した車両に送る実験も行なわれました（図36-3）。ダイナミックマップには、次の情報が含まれます。

車載レーダー

前方の障害物を探知するため七六〜七七GHz、車両後方を取り巻くように二四ギガヘルツのミリ波レーダーを導入している。

図36-3　ミリ波を使った実証実験の概要

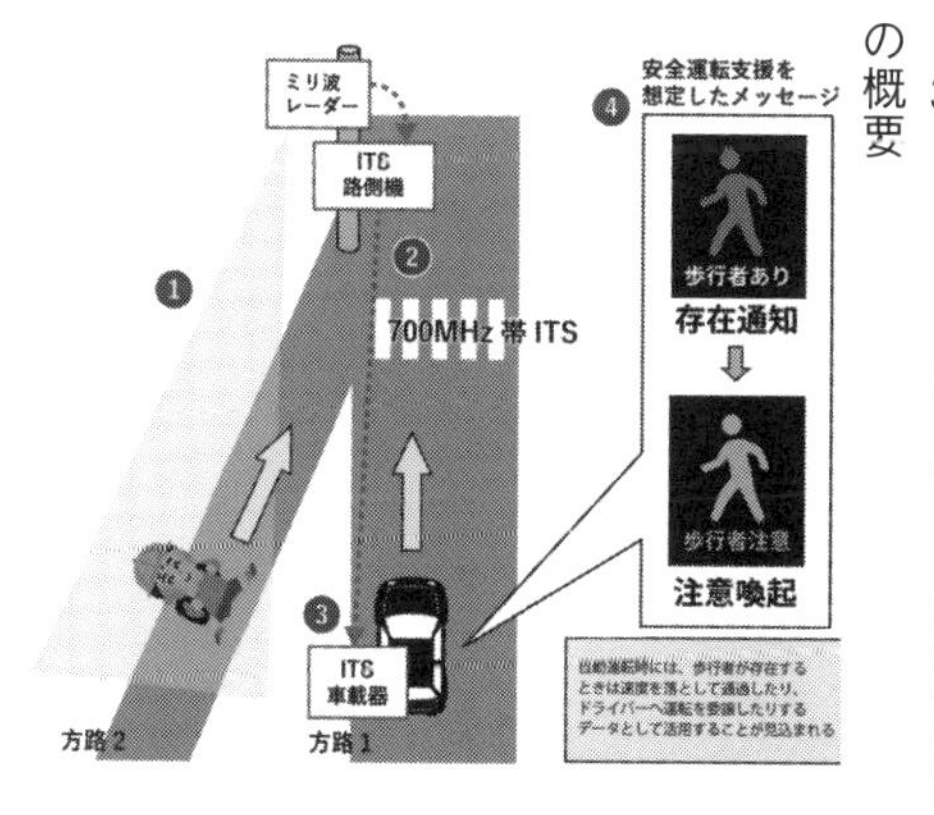

出典：関西電力ほか報道資料「自動運転社会を見据えた路車間通信に関する技術実証の実施について」

(1) 動的情報：周辺車両、歩行者、周辺の信号
(2) 準動的情報：事故、渋滞、交通規制、道路工事、狭域気象情報
(3) 準静的情報：交通規制予定、道路工事予定情報、広域気象予報
(4) 静的情報（高精度三次元地図情報）：路面、車線、構造物

自動運転を行なうには、このダイナミックマップの情報と、車載レーダーなどが探知した情報を組み合わせて、走行することになります。そのため、ドライバーだけでなく、周辺住民や歩行者の被曝量も高くなります。交通事故は減るかもしれませんが、ガンやアルツハイマー病、発達障害、失明の発症率が増えるなど、無線周波数電磁波に関連する病気が増えるかもしれないのです。

総務省は約二〇万機ある信号機にも5Gアンテナを設置する方針です。海外ではバスシェルター（屋根付きのバス停）や街灯に設置され、高さ二〜三メートルという近距離で被曝するので、安全に歩けなくなると反対運動も起きています。

自宅は電磁波シールドペンキなどで対策ができても、道路を歩くことができなくなる可能性もあります。基地局設置を規制する条例を作るよう、自治体に働きかけましょう。

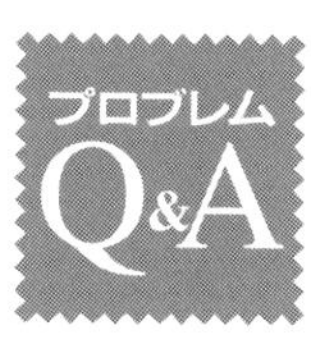

Ⅵ

社会的な対策

Q36 携帯電話基地局の設置を防ぐにはどうしたらいいですか？

住宅地や学校周辺にも携帯電話基地局が建てられ、第5世代移動通信システムが始まれば、基地局がますます増加します。建設を止めることはできるのでしょうか。

事業者は電磁波のリスクを知らない

九〇年代から全国で携帯電話基地局の反対運動や、建設差し止めを求める訴訟が起きました。宮崎県延岡市では、ＫＤＤＩ基地局稼働後、基地局から三〇〇ｍ以内で、耳鳴りや頭痛、睡眠障害、肩こりなどの体調不良を訴える人が一六〇人を超え、住民約三〇人が集団訴訟を起こしました。原告団のなかには、大学病院で電磁波過敏症と診断された人もいました。しかし裁判所は、基地局稼働後に体調不良が増えたことを認めたものの、基地局の電磁波との因果関係は否定しました。

札幌市真駒内のマンションでは、ソフトバンク基地局稼働後、周辺住民に健康被害が発生し、マンション管理組合が契約の白紙撤回を求めて提訴したものの、敗訴しました。しかし、基地局の契約は一〇年ごとなので、管理組合はソフトバンクとの契約を更新せず、基地局を撤去できました。

この裁判では、管理組合に基地局の「安全性」を説明した、下請け会社の社員が証人尋問を受けましたが、担当者は電磁波について知らず、「国の基準値以下だから安全だ」と信じ込んでいたことが明らかになりました。

総務省の電波防護指針は、国際非電離放射線防護委員会（ＩＣＮＩＲＰ）のガイドラインを参考にしています。ＩＣＮＩＲＰは、国際学会の一部門で、強い電磁波に短時間被曝して体温が上昇する熱効果を考慮してガイドラインを策定しました。

しかし、携帯電話やスマートフォン、Ｗｉ‐Ｆｉなどが急速に普及したので、私たちは、熱効果が起きないレベルの弱い電磁波に二四時間被曝するようになりました。しかも、弱い電磁波へ慢性的に被曝し続けた場合の安全性は立証されていません。

かつてはＩＣＮＩＲＰガイドラインに準拠している国がほとんどでしたが、無線周波数電磁波のリスクを指摘する研究が増えるに連れて、指針値を引き下げる自治体も増えています。また、ソビエト連邦の時代から電磁波の研究を進めていたロシアや東欧諸国は、ＩＣＮＩＲＰよりもはるかに厳しい規制を行なってきました。

ＩＣＮＩＲＰガイドラインは上限値として定められましたが、日本とアメリカはこの上限を上回っています。世界一ゆるい基準値なのに、「基準値以下だから安全」と言っているのです。

年に二回の研修を受けるだけ

携帯電話事業者の対応は、その地域や年代によっても大きく異なるようです。

九〇年代に反対運動が多発した九州では、ＮＴＴドコモが「私たちが買った土地だから、基地局を立てるのは自由だ」と言って地域住民から大きな反発を受け、訴訟につながったケースもあります。

しかし、二〇〇〇年代に北海道江別市に住む電磁波過敏症患者の家の裏に基地局が立てられそうになった時、患者宅へ説明に来たドコモの担当者は「基地局が見えるだけでも嫌だ、という人もいる。そういう場合は立てない」と説明し、設置されることはありませんでした。

ドコモは基地局建設をめぐって、九州で六件の裁判を経験したので、住民への対応を変えた可能性もあります。

この本の原稿を書いている最中、筆者の家の近くに、基地局が移設され

周辺住民への周知を要望

北海道江別市は二〇一一年に「お願い」という形で、基地局を設置する際に、事前に周辺住民へ周知するよう求めている。事前説明があったので、上段で紹介した電磁波過敏症患者も設置を阻止できた。

そうになりました。計画を説明にきた下請け会社に「電磁波過敏症なので立てないでほしい」と言っても、病名そのものを知りませんでした。下請け会社は年に二回ほど、電磁波について研修を受けるそうですが、日本とアメリカの規制値がＩＣＮＩＲＰガイドラインを上回っていること、ロシアや東欧は昔から規制が厳しかったこと、ヨーロッパでも日本よりはるかに厳しい規制を導入している国があり、欧州評議会は暫定的に日本の一万分の一の規制を導入し、将来的には一〇万分の一の規制を目指していることも知りませんでした。

また、電磁波過敏症で脳腫瘍になったイタリアの男性に対し、イタリアの最高裁判所が電磁波被曝との関連性を認めたことも知りませんでした。いずれもインターネットや本等で簡単に調べられる情報です。

下請け会社は、携帯電話会社に安全だと説明されて鵜呑(うの)みにしているだけなので、一つ一つ、事実関係を説明していくことで、こちらが感情的に反対しているのではないことと、建設に反対するだけの明確な根拠があることを伝えるといいでしょう。

なお、筆者の家の近くへの移設計画は中止になりました。移設された場合、基地局との距離が三〇ｍ程度になる住宅もあったので、阻止できてよかったと考えています。

WHOのファクトシートを曲解

なお、この下請け会社は、二〇〇五年に世界保健機関（WHO）の国際EMFプロジェクトが発表した、ファクトシート№296を、「電磁波が安全な証拠」として示してきました。これは総務省も同様で、電磁波過敏症患者への対応を求めると、このファクトシートを出してきます。

このファクトシートは、電磁波過敏症と呼ばれる症候群があることは認めたものの、電磁波との因果関係には否定的で、医師に対して、家庭や職場での電磁波削減や除去に主眼を置かないよう、求めています。また、各国政府に対し、「電磁波過敏症と電磁場被曝の関連性について、科学的な根拠は今のところ存在しない、という声明」を含めるよう求めました。

「今のところ存在しない」というのは、この文書が発表された二〇〇五年時点で因果関係があると断定できるだけの科学的証拠がない、と述べているだけで、因果関係が完全に否定されたわけではありません。しかし、事業者や政府は、「WHOが科学的証拠はないと言った」という、間違った説明をしてきます。

このファクトシート発表から一四年経った二〇一九年現在でも、因果関係を否定するだけの科学的根拠は存在しません。むしろ、電磁波被曝と健康影響の関連性を示唆する研究が増えています。

例えば、パリ大学のドミニク・ベルポム博士らは、電磁波過敏症や化学物質過敏症を発症した七二人を対象に調査を行ない、二〇一五年に電磁波と化学物質へのばく露で大脳の血流低下や炎症反応が起きること、そしてどちらの過敏症も身体的な病気であることを報告し、簡単な検査で診断できると主張しています。

無線通信技術の進展も電磁波関連の研究も日進月歩なのに、一四年も前の文献を引き合いに出して安全性を訴えるのは、適切な判断と言えません。

過敏症患者にとって安全なレベル

電磁波過敏症で被曝すると症状が現れると事業者に伝えると、「それでは、どのくらいのレベルなら大丈夫なのか」と聞かれることもあります。そのような場合は、オーストリア医師会の診断・治療ガイドラインに掲載された、勧告値が役立つでしょう。オーストリア医師会は、電磁波に関連する健康問題に対応する医師のために、このガイドラインを作成しています。勧告値は「正常範囲内」から「正常よりはるかに高い」の四段階で示されています。無線周波数電磁波の「正常範囲内」は、電力密度〇・〇〇〇一μW／㎠以下としており、これは日本の規制値の一千万分の一に相当します。この値は、健康に関する影響を考慮し、当時入手できた最新の研究に基づいて定められています。過敏症は個人差が大きい病気ですが、このレベルならほぼ問題ないでしょう。

それにしても事業者には、このように厳しい値を勧告している医師会があるのに、「日本の規制を守っているから安全」などと言えるかどうか、考えてほしいものです。オーストリア医師会のガイドラインの訳文は、筆者が主催する患者会のホームページからダウンロードできます。

障害者権利条約と障害者差別解消法

Ｑ７で説明したように、障害者権利条約と障害者差別解消法は、障害者に対する「合理的な配慮」を求めています。障害者が求めているのに、合理的な配慮をしないことは、障害を理由とした差別に当たります。

電磁波過敏症患者にとって、携帯電話基地局が発する電磁波は「社会的な障壁（バリア）」です。このバリアがなければ、働いたり学校にいったり、友達と遊びにいくなど、社会参加ができるのです。

また日本弁護士連合会が政府に提出した「電磁波問題に関する意見書」も見せてみましょう。電磁波過敏症患者に対して人権保障の観点から配慮をすること、規制値の見直しや基地局設置の規制を求めています。

基地局に関する情報公開を

携帯電話の設置を規制する条例を設けている自治体も増えています。日本では携帯電話基地局の位置情報は非公開です。

かつて総務省は「テロの標的になるので公開できない」と説明していました。筆者も、「テロの標的になるものが市街地にあるのは危険ではないか」と同省に尋ねたことがあります。「テロの標的ではまずい」と思ったのか、その後は「企業の営利に関わる情報なので公開できない」と説明するようになりました。

しかし、イギリスやフランス、ドイツ、オーストリア、オランダなどでは、政府のホームページで位置情報を検索できます。基地局の位置情報は、健康と家屋という財産を守る上で重要です。基地局建設によって資産価値が下落する可能性もあるからです。

電磁波問題に関する意見書
日本弁護士連合会のホームページからダウンロードできる（https://www.nichibenren.or.jp/library/ja/opinion/report/data/2012/opinion_120913_4.pdf）。

条例を制定して規制をかける

携帯電話基地局の設置を条例で規制している自治体もあります。カナダ、オンタリオ州のピーターボロ市は二〇一一年に条例を制定し、住宅や小学校、中学校の敷地から一二〇m以内に基地局を設置するのは認めがたい、と明記しています。どうしても、これらの地域に設置するには、その場所に設置する論理的根拠を、市に提出しなくてはいけません。

また、携帯電話事業者が、設置計画を市に提出すると、市は建設予定地から四〇〇m以内の住民、または基地局の高さ×三倍の範囲（高さ二〇mなら六〇mの範囲）の、どちらか広い範囲に住む住民、市長、国会議員、自治体職員に公的な通知情報として資料を郵送し、協議を行った上で建設許可を出すことになっています。

鎌倉市は二〇一四年に「携帯電話等中継基地局の設置等に関する条例」を制定し、事業者に計画を、事前に、できるだけ広い範囲に知らせるよう求めています。この条例は、電磁波過敏症を発症した住民が、市議会や議員に働きかけて制定されました。

また宮崎県小林市では、保育園の側に携帯電話基地局が設置されてから

小林市で起きた健康被害

この保育園では食事に気を配り、無添加、無農薬の国産食品で給食を作っていたが、園児が庭で遊ぶと鼻血を出すようになった。一二〇m先にNTTドコモ基地局が、五六m先にKDDI基地局があり、九州大学の吉富邦明教授が測定すると、電力密度が屋上で一七・六μW／㎠、園庭中央で八・五二μW／㎠あった。基地局の撤去・移設を要望したが、事業者に拒否された。拙著『電磁波による健康被害』（緑風出版）で詳述。

園児に健康被害が発生しました。この問題を知った九州大学大学の研究者らは、七つの幼稚園・保育園を対象に疫学調査を実施し、自宅が基地局から三〇〇m未満にある子どもは、三〇〇m以上離れた子どもよりも、「ふらふらする」「胸が苦しいという」などの症状が有意に高くなり、「肩などを痛がる」率は六・二倍、「夜中に目を覚ます」率は三・〇倍高くなりました。幼い子どもが肩こりやふらつき、胸苦しさ、睡眠障害を訴えるのは異常です。

小林市はこの問題をきっかけに、「携帯電話等中継基地局の設置又は改造に係る紛争の予防と調整に関する条例」を、二〇一五年四月から施行しました。着工六〇日前までに市長に事業計画を提出し、計画概要を記した標識を予定地周辺に設置しなくてはいけません。周辺住民に書面で計画を説明し、住民から要望があれば説明会を開催することも求めています。

この条例を市議会で審議しようとしたところ、携帯電話事業者は「この条例が制定されれば、小林市には携帯電話基地局を設置できなくなる」という文書を連名で送り、市議会にも代表者が訪問して圧力をかけたそうですが、条例を提案した市議会議員が強く拒否し、制定することができたそうです。

図 35-1　保育園での電磁波測定結果

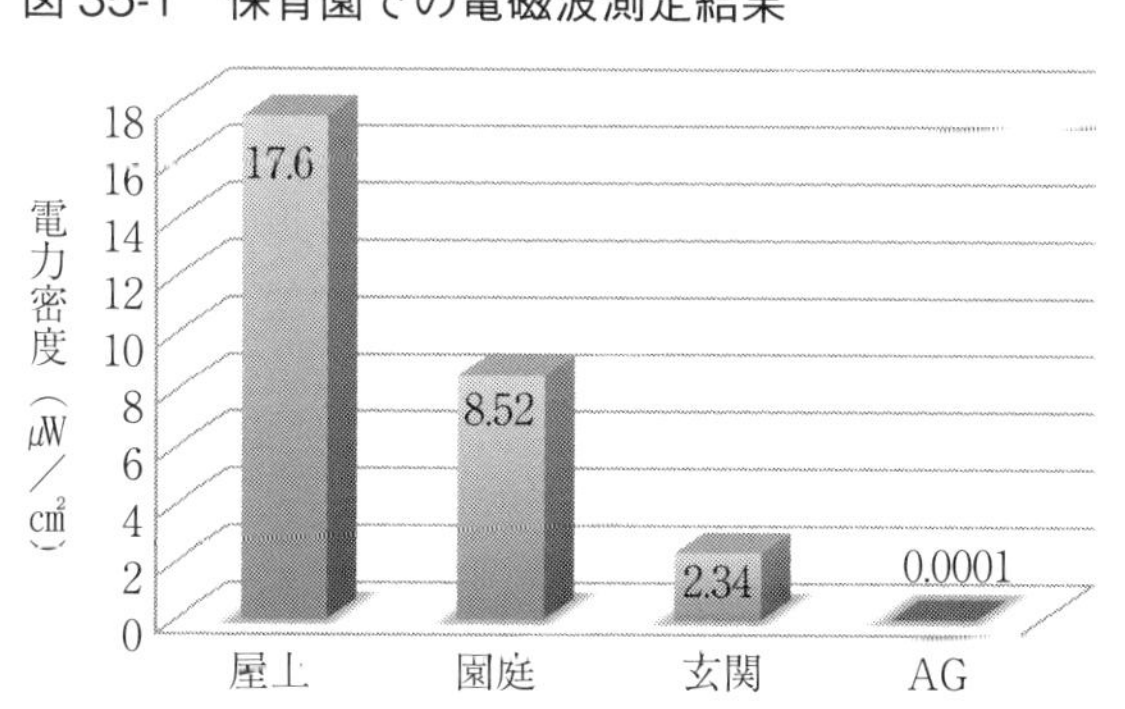

オーストリア医師会ガイドライン（AG）の「正常範囲内」よりはるかに高い電力密度が検出された。屋上にはプールがあったが、被曝量が高いので地上に移設した。

Q37 外出する際は、どのような電磁波・化学物質対策をすればいいですか？

外出すると、さまざまな化学物質や電磁波にさらされ、体調が悪くなります。少しでも楽に過ごすには、どうしたらいいでしょうか。

汚れた空気から身を守る

家の中から化学物質の発生源を取り除いても、一歩外に出れば、車の排気ガスやタバコ、通行人の化粧品や柔軟剤、下水から揮発するシャンプーや柔軟剤など、さまざまな化学物質にあふれています。

そこで外出時に、クラレクラフレックス社が開発した「キーメイトマスク」をつけている人もいます。このマスクは、もともと工場などで使用するために開発された防臭マスクで、活性炭シートが化学物質を吸着してくれます。一見すると普通の白いマスクに見えますが、鼻にあたる部分を調整できるので、顔の形に合わせて隙間なく装着できます。

また、首から下げて利用できる小型の空気清浄機「パーソナル空気清浄機　ピュアサプライ（ＰＳ２ＷＴ）」（大作商事）を外出時に利用している人もいます。約五〇gと軽く、リチウムイオン電池で動き、花粉やPM2・5などの微細な物質を弾き飛ばし、「化学物質の多い地下鉄車内などでも効果を感じる」といいます。

塗装作業や農薬散布用に開発された防毒マスクを利用している患者さんもいます。防毒マスクは、有害物質を吸収する吸収缶を入れて使います。吸収缶は、ホルムアルデヒド用、有機ガス用、一酸化炭素用など用途に合わせて種類があります。

「アナログメーターの存続を望む会」の東麻衣子さんは、前述したキーメイトマスクを短時間曝露する時（通勤、映画館、劇場など）に、「防毒マスクG77」（シゲマツ社製、顔に触れる部分はスチレン系熱可塑性エラストマー）を長時間曝露する時（飛行機、新幹線、旅行など）に利用しているそうです。防毒マスクG77はS～Lサイズまでありますが、東さんは、子ども用に同じ系列の商品「防毒マスクGM77S」のSSサイズを購入したそうです。この商品はSS～Lサイズがあり、顔に触れる部分の素材はシリコンです。これらの吸収缶として、「有機ガス用吸収缶CA-710／OV」を利用しているそうです。

そして、勤務先の会社が改装した時は、吸収缶が二つ付いた「防毒マスクGM81S」を利用したそうです。「防毒マスクG77よりも重たいけれど、呼吸が楽」ということです。このマスクには、「有機ガス用吸収缶CA－310／OV」を使っています。

なお、どのマスクもゴム臭がするので、しばらく外で干してから使っているといいます。

国内旅行の際は、「タービュランス空気清浄機TB202」（カンキョー社製、重さ約五kg）をスーツケースに入れて運び、ホテルなどで利用しています。

さまざまな商品がありますが、過敏症の症状は個人差が大きいので、自分の症状や用途にあった方法を試してみましょう。

電源オフ車両の廃止とルール変更

以前は、交通機関の優先席付近では、心臓ペースメーカー装着者に配慮して、携帯電話の電源を切るルールが広く導入されていました。関西には「電源オフ車両」を導入している事業者が四社あり、これらの優先席や車両を利用する電磁波過敏症発症者も多かったのです（下欄写真）。

総務省は、心臓ペースメーカーのある部分から携帯電話を二二cm程度離

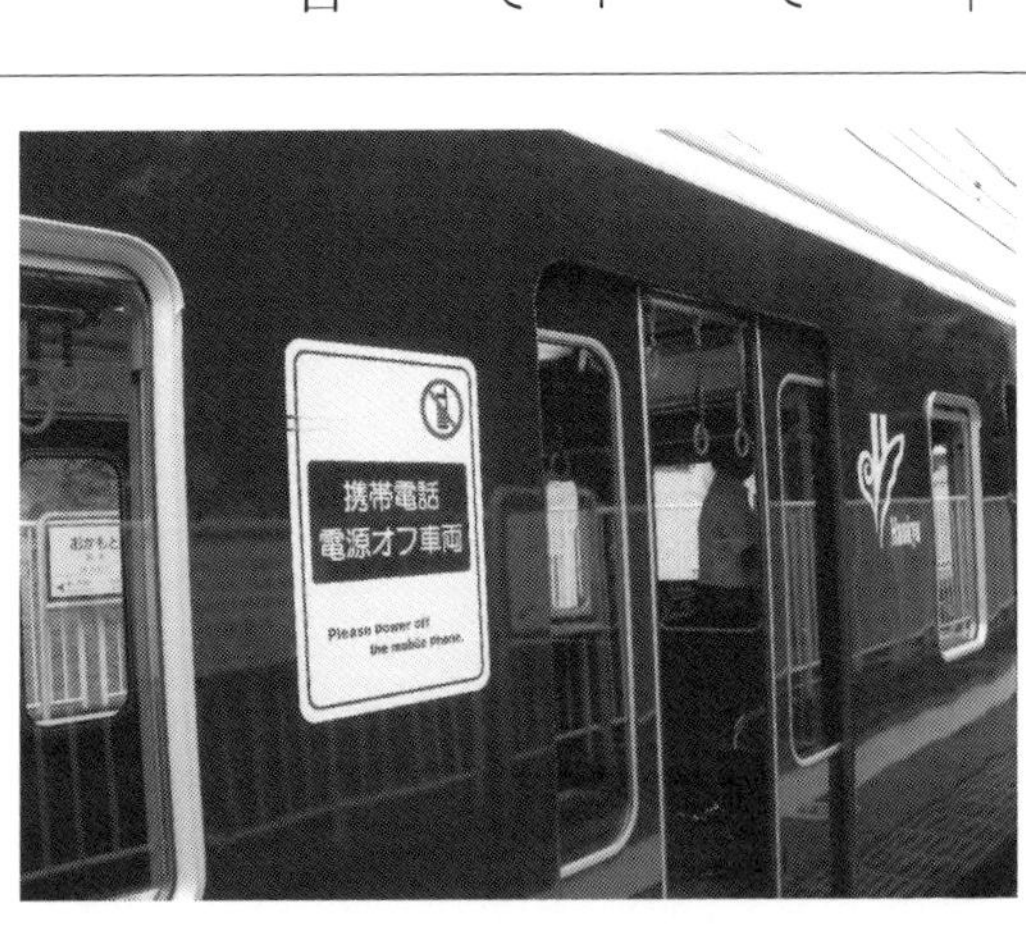

廃止された阪急電鉄の電源オフ車両

すように求める指針を発表していましたが、心臓ペースメーカーに影響を与えやすかった、第2世代移動通信システム（2G）の携帯電話サービスが二〇一二年に終了したことを受けて、翌一三年に指針を改定しました。携帯電話との離隔距離を一五cmに短縮し、混雑した場所や一五cm以上離れられない場所では、事前に携帯電話の電波が発生しない状態にするよう、求めました。

その後、交通事業者は車内の携帯電話使用ルールを変更し、優先席付近でも携帯電話の使用が認められるようになり、電源オフ車両も廃止になりました（下欄図）。また、どこでもWi‐Fiに接続できるのが当たり前になり、プラットフォームなど駅構内にもWi‐Fiスポットが設けられています。

スウェーデン、オレブロ大学のレナート・ハーデル博士らが、ストックホルム中央駅構内で携帯電話やWi‐Fiなどの無線周波数電磁波を測定したところ、壁に設置された携帯電話基地局の近くで電力密度九・五五四四μW／cm²を上回りました。オーストリア医師会は、正常範囲内を〇・〇〇〇一μW／cm²としていますから、約九万五千倍の強さです。

筆者は二〇一八年、JR札幌駅構内で、待合席付近にあるWi‐Fiア

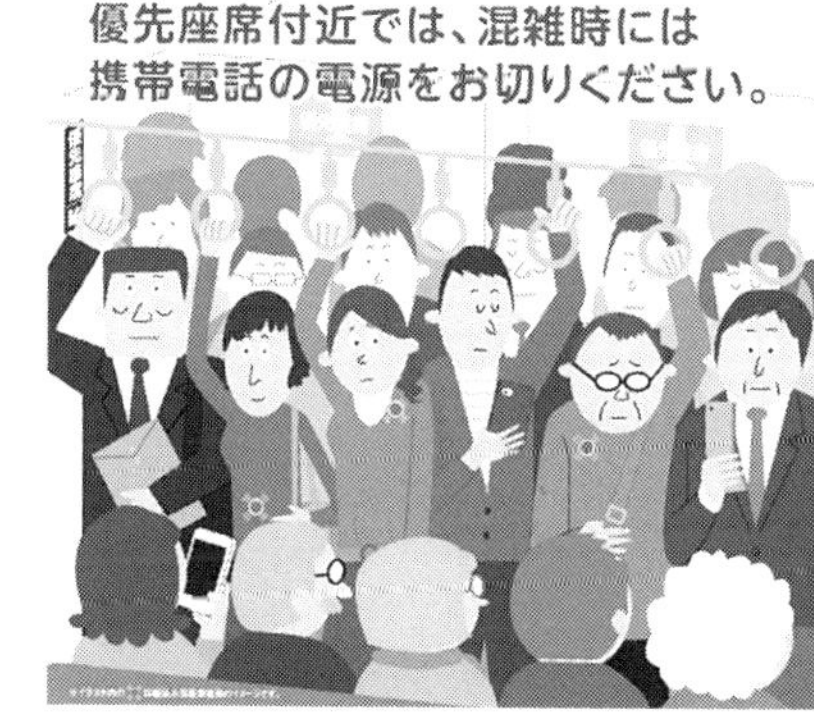

JR西日本と関西鉄道協会が作成したポスター

クセスポイント周辺で二七・四五㎼／㎠を計測しました。前述したハーデル博士らの測定は、第3世代移動通信システム（3G）と2Gの電磁波のみの値ですが、筆者は簡易測定器で測ったので、五〇㎒～三・五㎓の総量です。この帯域には、携帯電話やＷｉ‐Ｆｉ、テレビ、ラジオなどが含まれます。

　このように、交通機関も電磁波が強いので、よく行く場所の場合は、どこにアクセスポイントや基地局があるのかを調べ、できるだけ迂回するのも一案です。また、事業者にこれらの設備がある場所を教えてもらうのもいいでしょう。相談することによって、困っている人がいることを伝えることができます。

　自衛するために、シールドクロスでフード付きのパーカーを作ったり、帽子にシールドクロスを縫い付けて、外出時に利用している人もいます。

　シールドクロスは銀などの金属を使って無線周波数電磁波を反射させ、被曝量を減らすのですが、金属は電気を通す性質もあります。そのため無線周波数電磁波を一〇〇％反射させるのではなく、一部は帯電しますから、かえって体調が悪化する人も少なくありません。

　外出先で芝生などがあれば、移動中に吸収した電磁波を裸足で歩いて、体に溜まった静電気をアースすると楽になります。また、帰宅後に庭で裸足になってアースしたり、入浴する際に塩を入れて電解液をつくり、放電する人もいます。

携帯電話の影響で電車内で体調不良に

自宅のフローリングのフロアマニキュアの剥離作業がきっかけで化学物質過敏症を発症し、その後電磁波過敏症を併発した伊藤香さんは、外出する際は「ヘルプマーク」と携帯電話の電源オフをお願いするカード（写真）をバッグにつけています。

これまでに周囲の乗客が使う携帯電話電磁波で体調を崩し、車内で嘔吐したことが二回あります。「電磁波に被曝すると空咳が出て頭痛がし、むかつきが始まって嘔吐する。自分の吐瀉物を掃除してもらうのは、情けないし申し訳ない気持ちだった」といいます。

関東で優先席の電源オフ規制が緩和されることを知った際、伊藤さんの夫が、「妻は携帯電話の電磁波で具合が悪くなるが、どうしたらいいか」と、よく利用する私鉄にメールで相談すると、「困ったことがあったらSOSボタンを押すか、駅員に知らせてください」という回答があったそう

ヘルプマーク
　内部障害者や妊娠初期の人など、健康に見える人でも優先席に座ったり、支援を受けやすくなるよう、東京都が二〇一二年から無料配布を開始。導入する自治体も増えている。入手方法は地元自治体に確認を。

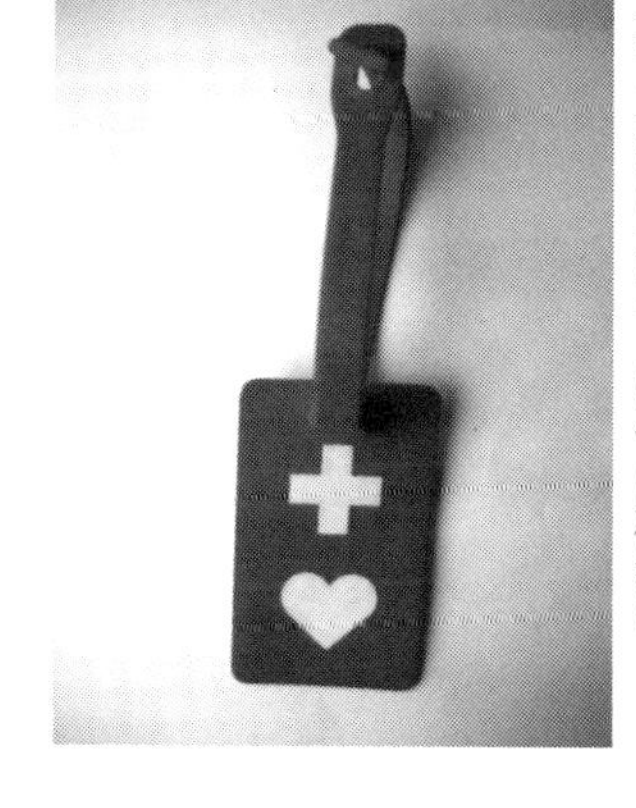

です。ただし、「何両目に乗っているから配慮して下さい、という車内アナウンスはできない」ということでした。

伊藤さんは「周りの乗客に電源オフを頼むのは気がひけますが、また嘔吐するわけにはいかないので、必ず優先席に座り、電源オフをお願いするカードや診断書を見せて、周囲の乗客に電源オフを頼むことにしました。ほとんどの方は協力してくれるし、こちらの体調を気遣ってくれる人もいる。降車時には、必ずお礼を言っています」。

また、私鉄では乗務員が乗っている先頭か最後尾の車両の優先席を利用し、ＪＲでは「サ」という記号のついた車両に乗るそうです（表37－1）。

駅員が携帯電話使用を止めるよう説得

伊藤さんは二〇一五年秋頃に電車を利用した際も、優先席付近に行き、乗車してすぐに携帯電話の電源オフをお願いしました。周囲にいた乗客五～六人はすぐに電源を切ってくれましたが、優先席正面の座席に座っていた五〇代とおぼしき男性は、伊藤さんのお願いを無視し、むしろ携帯電話を伊藤さんに向けるようにして操作しだしたそうです。

伊藤さんは周囲の乗客に対し「私はすでに二回、電車で吐いたことがあ

電源オフカード

筆者が主催する「いのち環境ネットワーク」で発行。プラスチック製で片面のみ印刷。紐通し用の穴が空いている。一枚二七〇円（送料別）

携帯電話トラブル

二〇一二年八月、札幌市営地下鉄では乗客三人が携帯電話使用を巡ってトラブルになり、地下鉄が二二分停止し、約五七〇〇人に影響が出た。札幌市交通局によると、携帯電話トラブルは一二年度に四件、一三年度は八件起きていた。

ります。頭痛が起きているし、もうすぐ吐くと思う。駅員には何かあったらSOSボタンを押すよう言われているので、押してもいいですか？」と尋ねました。周囲の乗客は了承してくれたので、SOSボタンを押し、電車は、伊藤さんが乗車した駅の隣駅で停止しました。

対応にやってきた駅員は、伊藤さんが持っていたヘルプマークと、電源オフをお願いするカードを見て、すぐに事情を察してくれたそうです。携帯電話を使っていた男性に対し、駅員は、「具合が悪くて困っている人がいるんだから、携帯電話を止めるか、優先席から離れた席に行くか、電車を降りるかしてほしい」と求めました。

しかし、男性は「使っていて何が悪い」と言って使用を続けました。駅員は「この方は、本当に病気で具合が悪くなるんだから」と訴え、最終的には六人の駅員が説得にあたったそうです。乗客からも男性に対し「お前、日本語がわからないのか」という声が上がりました。

「携帯電話を止めるか、電車を降りるまで、走らせません」と駅員は伝え、結局、男性はその駅で下車したそうです。その間、電車は一五分ほど停止することになりました。

「周りの人はシンとしていましたが、車両全体に事情が伝わったようで

同年、東京都のJR亀有駅では、乗客がエスカレーターで突き飛ばされて重傷を負う事件が起きた。突き飛ばした男性乗客は、優先席付近で携帯電話を使っていたことを注意されて口論になり、注意した乗客を突き飛ばして逃走し、逮捕された。

表37-1　JRの車両についた記号の意味

記号は車体の外側や車両内部に表示されている。

記号	意味
ク	運転台のある車両
モ	モーターのある車両
サ	モーターも運転台もない車両
キ	機動車。ディーゼルエンジンなどのある車両

す。駅員の対応で、こういう病気があることが理解してもらえたのではないでしょうか」と伊藤さんは考えています。

伊藤さんは「具合が悪くなったら積極的に駅員に伝えたほうがいい」と考えています。また、周囲の乗客には、「通勤や通学もできなくなった患者も多いことなどを伝え、降車時にはお礼を言っている。初めて電源オフをお願いされた方は戸惑うかもしれませんが、二度目に同じことがあれば、理解してもらいやすいのでは」といいます。

「話をしてみると、なかには『大声で電源を切れ』と言われて不快だったという方や、『ノイローゼだと思った』という方もいました。体調が悪くて余裕がなかったのだと思いますが、健常者にはこの辛さを体感できないので仕方ありません。自分の言葉で辛さを伝えて、理解してもらうよう頑張るしかない」と伊藤さん。

優先席付近の電源オフが緩和されてしまったのは、大変に残念なことです。第5世代移動通信システム（5G）が始まれば、携帯電話の出力は二倍になりますし、使用する周波数も高くなります。交通機関や公共空間での被曝量増加が懸念されます。

外出する際は、伊藤さんのように事前に交通事業者へ相談したり、周囲の乗客に配慮しながら電源オフをお願いをすることも必要でしょう。

Ｗｉ‐Ｆｉのない飛行機を選ぶ

飛行機でもＷｉ‐Ｆｉを「サービス」するようになっていますが、Ｗｉ‐Ｆｉが搭載されていない機材を予約するのも一案です。ただし、Ｗｉ‐Ｆｉのない機材を選んでも、当日になって変更になることもあります。

この原稿を書いている二〇一九年現在では、まだＷｉ‐Ｆｉを設置していない航空会社もあるので、それらを利用する方法もありますし、全日空や日本航空などの大手は障害者用の相談窓口もあります。事前に窓口に相談し、症状が出た時に必要なケアをお願いするのもいいでしょう。

筆者は障害者窓口のある航空会社を利用し、Ｗｉ‐Ｆｉのない機材を選んでいます。筆者の場合、並んでいる時に、間近で携帯電話を使われると心臓が苦しくなって立っていられなくなり、視野狭窄（しやきょうさく）や動悸が発生し、自力歩行ができなくなります。到着後歩けなくなって車椅子を用意してもらったり、救護室に運んでもらって休ませてもらったこともあります。

今までいろんな空港で倒れてお世話になりましたが、救護室は電磁波が少なく、比較的楽に過ごせる空港が多かったです。ただし、羽田空港で倒れて動けなくなった時、「電磁波のない場所で安静にすれば回復します」と説明したら、「全館にＷｉ－Ｆｉが有り、電波の届かない場所はない」と言われ、車椅子のまま地下一階の京急線・東京モノレール乗り換え口まで運んでもらいました。救護室くらいは、電磁波や化学物質の少ない環境にしてほしいものです。

これらの経験から、遠慮せずに障害者相談窓口に相談することにしました。いきなり倒れるより、事前に病状を伝えておいた方が、お互いに負担が少ないと考えています。

また、到着後はできるだけ先に下ろして欲しいことを、障害者窓口に伝えています。到着後の機内では、乗客の皆さんが、待ちかねたように携帯電話やスマートフォンの電源を入れます。電源の入った携帯電話などを持った人に囲まれると近距離で被曝することになり、私の場合は、倒れる可能性が一番高くなるからです。

機内ではできるだけ前方座席をお願いしています。電磁波過敏症になると、電磁波だけでなく音や振動にも反応して体調が悪化しますからエンジンからも離れる必要があります。また前方座席だと、降りるまで時間がかからず、周囲の乗客の電磁波の影響を受ける時間が比較的短くなります。

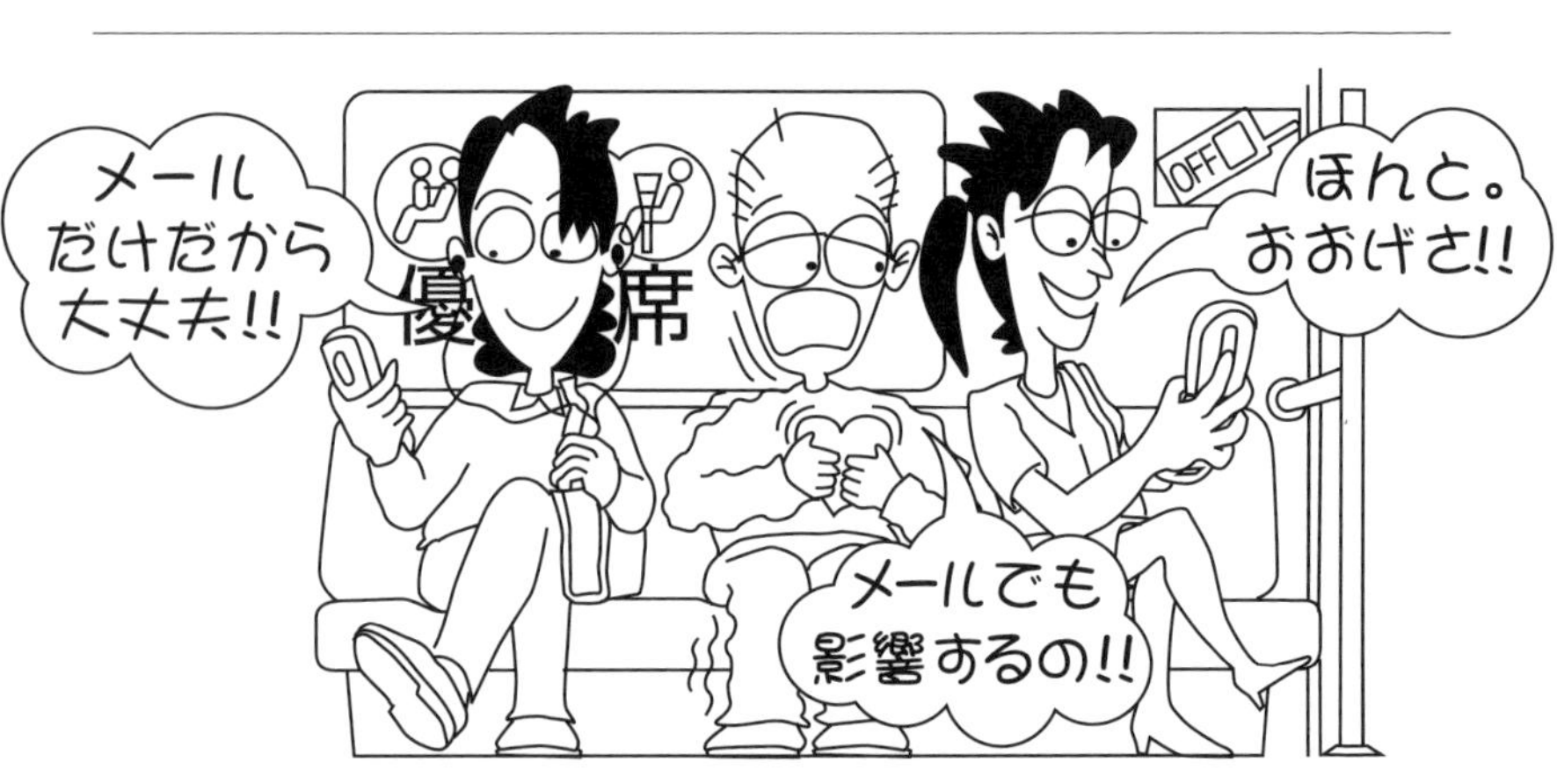

空港リムジンバスにもＷｉ‐Ｆｉが設置されていますが、乗車する前に病状を伝えて、Ｗｉ‐Ｆｉを切ってもらうように頼んでいる患者さんもいます。

ご自身の症状に合わせて、安全な旅ができるよう工夫してみてください。また、相談窓口も遠慮せずに利用しましょう。相談することで、電磁波や化学物質に敏感な人がいることを、事業者に知ってもらうことができます。それは、将来、交通機関の環境改善につながるかもしれません。

客室内でシールドクロスを利用

スマートフォンが普及してからというもの、ほとんどのホテルや旅館にＷｉ‐Ｆｉが設置されています。以前は屋上に携帯電話基地局がなく、最近改装されていないホテルを利用していましたが、今やフロントやレストランのある階だけではなく、客室フロアや室内にもＷｉ‐Ｆｉアクセスポイントが設置されています。

そこで、外泊時の対策としてシールドクロスを使ってみました。（住環境測定協会のシールドレースカーテン　ニューデイライト、http://www.homenw.net/shop/6_278.html)

ファブリーズなどの消臭剤

ホテルでは、ファブリーズなどの消臭剤を部屋に置いているところもある。消臭剤は悪臭をごまかすために合成香料などの化学物質を含んでおり、体調不良の原因になる。事前にホテルに連絡し、部屋に消臭剤を置かないことや、換気をしておくこと、空気清浄機があれば設置することなどを要望しておく人もいる。

まず、ベッドヘッドに布テープで固定し、ベッドの足元に椅子を置き、椅子の背を通るようにシールドクロスをかけて椅子の座面にシールドクロスがかかるようにしました。椅子の座面には、カバンなどを重石として置いて、シールドクロスが動かないようにしました。

シールドクロスの幅は一・三メートルなので、ベッドヘッドの周囲に隙間ができることもありましたが、設置する高さを調節して、なるべく隙間ができないようにしました。無線周波数電磁波を測ると、シールドクロス内は大幅に電力密度が低くなりました（図37-1）。

ベッドのマットレスは、金属製のスプリング・コイルがありチリチリとした電気的刺激があるので、電磁波シールドマットを敷くなどの対策をしています。簡易測定器で測ってみると、シールドクロスが多少隙間のある状態でも、大幅に削減できましたし、クロスの中に入れば体は楽になりました。

和室のあるホテルや、布団を敷いてもらえる客室の場合は、できるだけ布団で眠れる部屋を選ぶようにしています。スプリング・コイルの静電気を避けるためです。

また、室内の電磁波が高くて苦しい場合も、バスルームは数値が下がり

図37-1　シールドクロス外側と内側の電力密度

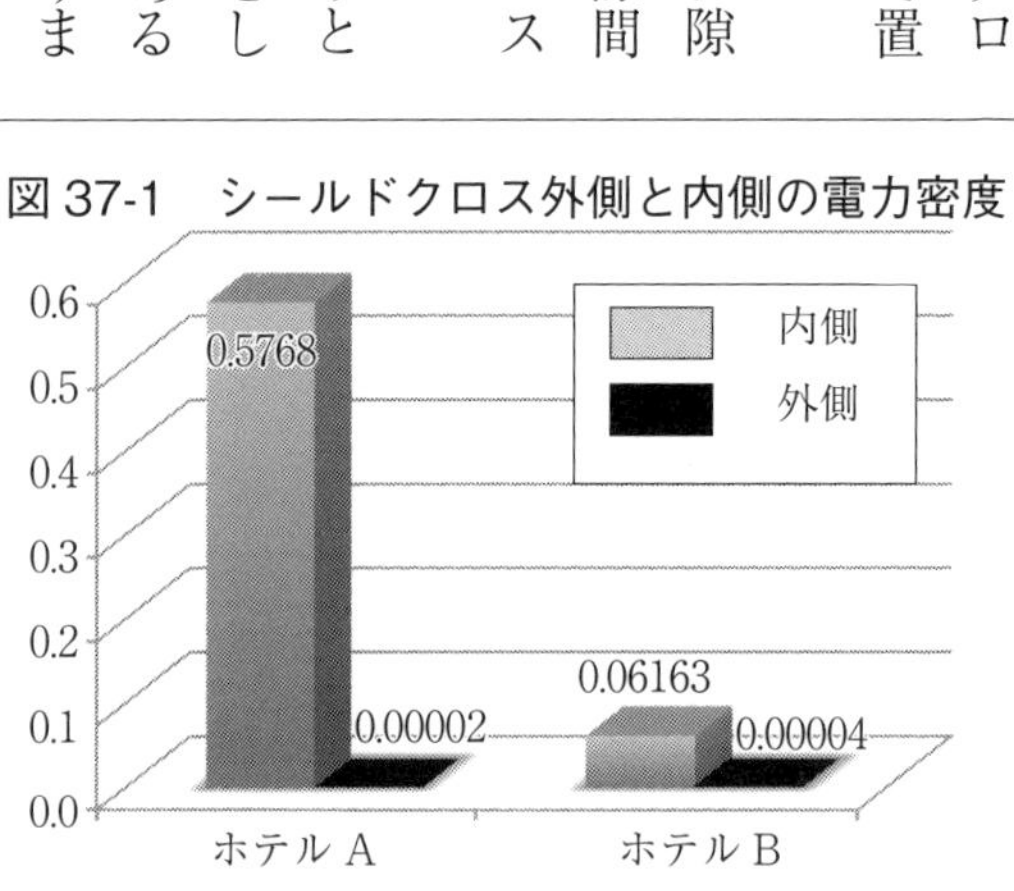

測定器：TES社、エレクトロスモッグメーター（50MHz～3.5GHz）

ます。どうしても苦しい場合は、バスタブにタオルを敷いて横になったり、バスルームに椅子を持ち込んで朝を待つこともあります。

眠らないと体調は悪化しますが、「眠れないこと」に意識を向け過ぎるとストレスになるので、「移動先では眠れなくて当たり前」と思った方が、精神的には楽になるでしょう。

また、電磁波シールド材で作られた寝袋を利用している患者さんもいます。筆者は利用したことがないのでわかりませんが、海外ではさまざまな製品があるようなので、興味のある方は「Shielded sleeping bags」などのキーワードで検索してみてください。

Q38 学校に過敏症対策を理解してもらうには、どうしたらいいですか。

化学物質過敏症は病名として認められましたが、学校現場では十分に理解されていません。適切な対応をとった事例はありますか。

香料による空気汚染を減らそう

化学物質過敏症は二〇〇九年に病名として認められていますが、いまだに「精神的なものだ」と誤解されたり、保護者が学校側に過敏症対策を求めると、「モンスターペアレントだ」と誤解されるケースが少なくありません。

クラスメートや教師の衣服についた柔軟剤の香料や合成洗剤が原因で、学校に行けなかったり、体調を崩す化学物質過敏症の子供が全国にいます。

そこで、保護者が学校と交渉し、「学校だより」や「保健だより」で、化学物質過敏症の子どもがいることを知らせ、柔軟剤などを使わないように呼びかけている学校もあります。

日頃の授業だけでなく、学校参観や学芸会、入学式、卒業式など、保護者が集まると、化粧品や衣類の防虫剤、柔軟剤の臭いが強くなり、空気を汚染します。

保護者によると、「たった一人の子どものために、香料自粛を強制できない」と学校側に言われたケースもあるようです。しかし、文部科学省は、教職員向けの指導参考資料『健康的な学習環境を維持管理するために』を二〇一二年に発行し、過敏症の子どもたちへの具体的な対応を示していいます。また、独自のシックスクールガイドラインを設けている自治体も多いので、それらを示しながら、学校と交渉するとよいでしょう。

香料などの揮発する化学物質は喘息発作の引き金にもなります。きれいな空気環境を維持することは、過敏症だけでなく、すべての子どもの健康を守るために必要なのです。

ですから、「一人の子どものために対策できない」というのは間違っています。文部科学省は、障害のある子どもも、ない子どもも共に学ぶインクルーシブ教育を目指しています。このような教育は、障害者を排除しない、共生社会の実現につながります。また、障害者差別解消法では、障害者が求めた場合、合理的な配慮を提供するよう求めています。合理的配慮を提供しないことは障害を理由とした差別に当たります。

インクルーシブ教育

障害者が社会に積極的に参加・貢献する共生社会を実現するために、障害のある子も、ない子も共に学ぶインクルーシブ教育が必要だと考えられている。

化学物質過敏症の絵本

自治労札幌市役所職員組合は、化学物質過敏症をテーマにした絵本を二〇一八年一一月末に発行しました（下欄写真）。

化学物質過敏症の小学生「しいちゃん」が、匂い付き消しゴムやシャンプー、リンス、柔軟剤から揮発する化学物質で体調を崩すことを知ったクラスメートが、化学物質過敏症について学び、教室の空気をかえていくというストーリーです。かわいらしいイラストともに、化学物質過敏症の症状や、回復するための取り組み、予防策をわかりやすく解説しています。

この絵本は、化学物質過敏症に苦しむ子どもがいることを児童・生徒・教職員や保護者にも知ってもらい、理解と協力を求めるために作成されました。実際に化学物質過敏症を発症した職員が、自身の体験をもとに執筆しています。絵本は市内の小・中学校に寄贈されたほか、希望者に七〇〇円で販売し、全国から依頼が届きました。過敏症をより多くの人に知ってもらうために、全国の図書館や学校にも、この絵本が広まればと願っています。

自治労札幌市役所職員組合が製作した絵本

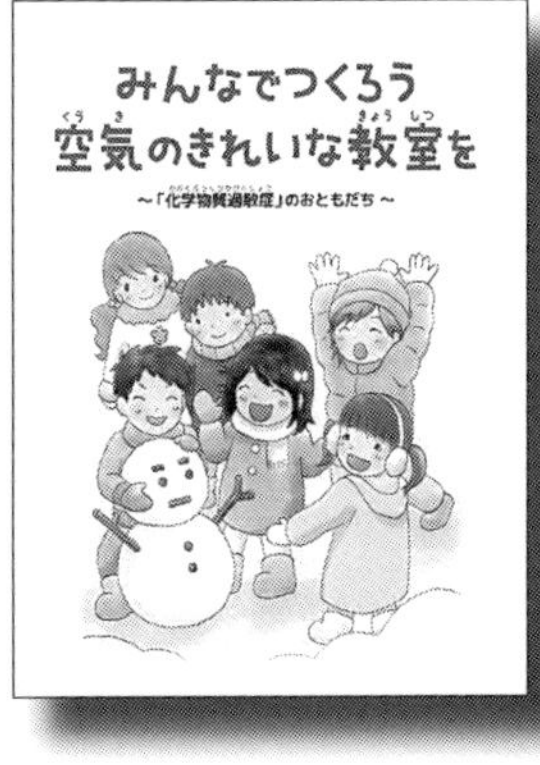

絵本の希望者は自治労札幌市役所職員組合に連絡を。
電話：〇一一-二一一-三三五二
FAX：〇一一-二五一-三三九五
eメール：kikaku@sapporocity-union.org

中学生と保護者が文科相に要望書を提出

過敏症の子どもたちにとって大きなハードルになるのが、高校や大学への進学です。電磁波過敏症と化学物質過敏症を発症している小林悠汰君は現在、中学三年生で、高校への進学を希望していますが、病気が原因で通えそうな高校が見つかりません。

悠汰君が電磁波過敏症を発症したのは、小学校三年生の頃です。地デジ対応テレビを見ていて、突然、頭痛やめまい、嘔吐、腹痛が起き、その後、化学物質にも反応するようになりました。柔軟剤や合成洗剤などから発生する香料（化学物質）も体調不良の原因になります。

現在通っている静岡県内の中学校は学校無線ＬＡＮを導入していましたが、悠汰君に配慮して、入学前に無線設備を撤去し、有線ＬＡＮに切り替えてくれました（拙著『シックスクール問題と対策』、緑風出版、第4章で詳述）。

その他にも授業中に蛍光灯を切るなど、細やかに対応してくれましたが、一年生の夏に体調が悪化して通学できなくなり、自宅で訪問学習を受けています。ファクスを使って、わかならないところを先生に質問し、クラスメートと日々の出来事を伝え合っています。

通信制高校への進学を考えていますが、インターネットやテレビ、ラジオを通じての勉強や、交通機関や自家用車での移動も困難です。化学物質にも反応するので、試験会場やスクーリングの教室に入る事もできない可能性があります。

内閣府は、電磁波過敏症も化学物質過敏症も障害者差別解消法の障害者として認められうる、という見解を示しています。障害者が求めれば、自治体は合理的な配慮を提供しなくてはいけないのですが、過敏症の子どものために特別支援教室を作ってほしいと頼んでも開設まで二年以上かかったり、学校側の無理解によって体調が悪化する例が全国で起きています。

また、文部科学省は、障害のある子どもも共に学ぶ「インクルーシブ教育」を目指していますが、学校環境は化学物質や電磁波などさまざまな環境因子に溢れているのが現状です。

そこで悠汰君と両親は、文科省への要望書を提出しました。文科省に対し、過敏症が原因で就学困難になっている児童生徒の人数や、学校が取るべき対応の指導・通知の状況、学校の配慮で通学可能になった例や自宅学習を余儀なくされている事例、教員の訪問による学習や自宅での試験・面接指導（スクーリング）の実施など代替案の提示などを求めました。

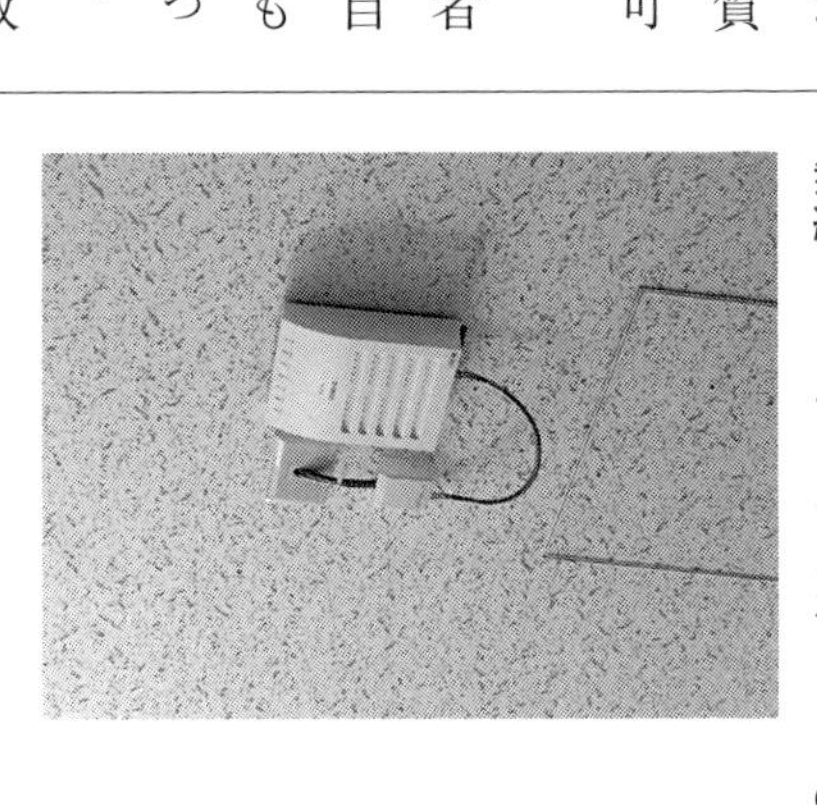

無線LANアクセスポイントの一例

海外の研究者も賛同

筆者は小林さんと相談し、国内外で賛同を集めることにしました。過敏症の患者会や障害のある子どもを支援する市民団体など一一団体をはじめ、過敏症患者や医師、研究者、弁護士などを含む一〇七人からの個人賛同も集まりました。電磁波過敏症や化学物質過敏症の研究で世界的に著名なデビッド・カーペンター博士（アメリカ）やマグダ・ハヴァス博士（カナダ）、フィオレンツォ・マリネリ博士（イタリア）、ロレイン・ヴィヴィアン博士（デンマーク）やフィンランドの国会議員で教育学者のレイナー・ナイベルク博士、電磁波のリスクをまとめた報告書『バイオイニシアティブ報告』の著者の一人であるシンディ・セイジさんや市民団体の代表者など計一一人が賛同してくれました。

海外でも学校に行けない過敏症の子どもたちがおり、問題になっています。イギリスでは電磁波過敏症を発症したのに学校側に理解されず、無線ＬＡＮのある教室での勉強を強要され、自殺した少女もいます。

日本で学校無線ＬＡＮの本格的な導入が始まったのは二〇一四年以降で、全ての普通教室に超高速無線ＬＡＮを設置する方針です。

しかし、経済協力開発機構（ＯＥＣＤ）が一二年に行なった調査では、学校でのコンピューター利用頻度が高いほど、成績が低下しました。また、電磁波に被曝すると発達障害や自閉症の症状が悪化するという研究も発表されています。

そのため、アメリカのオレゴン州では子どもや教職員の健康を守るために、学校無線ＬＡＮの有害性を各校に知らせ、有線ＬＡＮなどを利用して被曝を最小限にするよう求める法案を一九年六月に採択しました。ドイツのフランクフルト市などのように、学校への無線ＬＡＮ導入を禁止したり、アメリカのマサチューセッツ州のように、有線ＬＡＮを推奨するよう求めている自治体もあります。

欧州では無線ＬＡＮの利用を禁止・制限したり、学校や職場に香料を持ち込まないよう求める自治体や国もあります。

電磁波の健康影響に詳しいアメリカの研究者シンディ・セイジさんとデヴィッド・カーペンター博士は悠汰君のために意見書を書いてくれました。セイジさんは、「学校の無線ＬＡＮは、生徒の神経的な損傷、学習や記憶力の低下、成績悪化やガンの長期的なリスクを高める」、「既存の法的規準は時代遅れで不適切」で「遵守するだけでは、法的な責任を回避できない」

と訴えました。

またカーペンター博士は次のように述べています。

「電磁波過敏症の治療は不明であり、その症状に苦しむ人たちのための唯一の解決策は、できるかぎり曝露を減らすか、避けることです。電磁波過敏症に苦しむ人は明らかに無力になり、無線周波数電磁場への曝露が最小限になる（合理的な）配慮を受けなくてはいけません。これは、子ども達が学びに行く学校で特に重要です。電磁波や化学物質のせいで具合が悪いなら、子ども達は学習することができません。そのような（合理的）配慮は労働環境を含み、Ｗｉ‐Ｆｉルーターや携帯電話基地局、携帯電話やそのほかの無線機器を使う人から離れなければいけませんし、多様な化学物質についても同様です」。

現状を把握していない文科省

小林さんの要望書に対して、文部科学省は翌八月上旬に回答しましたが、化学物質・電磁波過敏症の児童生徒の実態を全く把握していないことがわかりました。

化学物質・電磁波過敏症が原因で就学困難になっている児童生徒の数は、

「病態が不明で診断基準も確立されていないので、調べることができない」といいます。

学校が取るべき対応の指導・通知については、『健康的な学習環境を維持管理するために』を発行し、研修会などを通じて個別の配慮をするよう指導している、ということでした。しかし、電磁波過敏症については、WHOが電磁波被曝との因果関係に「科学的根拠はない」としているので、学校に周知したことはない、としています（このWHOの文書についてはQ35で詳述）。

学校の配慮で通学可能になった事例や、自宅学習を余儀なくされている事例については、教育委員会の研修会で配慮事例を把握したケースはなく、「今後も研究会などを通じて情報収集を行う」としています。

通信制高校の入試やスクーリングでの代替案や配慮事例については、「教員訪問による添削・面接指導、支援の実施は学校と相談を」ということで、具体的な事例や代替案の提示はありませんでした。

これまで、過敏症の保護者は学校や教育委員会と交渉を重ねてきましたが、それらの情報は文科省には伝わらず、政策にまったく反映されてこなかったのです。

シックスクール事例を収集

小林さんは八月末に再度、文科省と交渉することになりました。そこで筆者は、学校環境が原因で通学できなくなった、または、環境改善によって学べるようになった事例を、八月中旬から下旬にかけてホームページ等を通じて集めました。子どもの事例だけでなく、教職員にも呼びかけて事例を集めました。

その結果、二六人の児童生徒と、三人の教職員の事例が集まりました。子ども二六人のうち、化学物質過敏症は九二%、シックハウス症候群は三四%、電磁波過敏症は三八%、過敏症ではないがアレルギーがあるため予防的に対策を求めた例が八%でした。教職員は三人とも化学物質過敏症と電磁波過敏症を発症し、一人はシックハウス症候群を、もう一人は脊椎関節症、慢性疲労症候群、脳脊髄液減少症を併発していました。

就学困難になっている事例は二三%、無理解によって転校した事例は八%ありましたが、環境が改善された事例は五四%ありました。これは、教職員の理解や協力によって、子どもたちが学校で学べるようになることを示しています。

保護者が学校に求めたこと

この事例収集で、保護者が学校側にさまざまな対策・配慮を求めていることがわかった。改修工事（五八%）、校内の樹木の農薬散布（二三%）、ワックス（二七%）、合成洗剤・柔軟剤（四六%）、教科書のインク（二二%）、学校無線ＬＡＮ（一五%）だった。

Q39 過敏症の子どもたちは、どんな問題に苦しんでいるのでしょうか？

学校にある、どのような環境因子が、子どもに影響を与えるのでしょう。学校側の理解と協力で、通学できるようになった例もあると聞きますが。

登校不能になった事例も

Q38で紹介したように、学校環境が原因で通学できなくなったり、環境改善によって通学できるようになった事例を集め、文部科学省に提出しました。具体的な事例を紹介します。

北海道に住む小学生は、洗剤の香料でアナフィラキシーショックが起き、皮膚が赤くなって呼吸困難が発生したことがきっかけで、化学物質過敏症と診断されました。四年生の始業式で悪化し、全身に蕁麻疹が出たこともあります。数カ月後、学校から洗剤の移り香をつけて帰宅した翌朝、頭痛と嘔吐に苦しみ、救急車で搬送されましたが、対応できる救急病院はありませんでした。後日、香料（化学物質）による偏頭痛で嘔吐が起きたと診断されました。その後、小学校へ行けなくなりました。

北海道の高校生（化学物質過敏症、電磁波過敏症、聴覚過敏）は、小学校で防カビ剤入りの塗料の塗布で体調を崩し三カ月登校不能になったことがあります。中学校では、教室の欄間（らんま）が抗菌製品に変更されたり、無線ＬＡＮが導入され、転校を余儀なくされました。高校入学後、体育館の床に塗る塗料をウレタン樹脂以外の製品にしてほしいと相談しましたが、理解されず、体育館で行なう授業や行事には参加できなくなりました。体調不良になった場合、人のいない別教室で勉強させてほしいと頼みましたが認められず、早退するか保健室で過ごすしか選択肢がありません。

宮城県の小学生（化学物質過敏症）は、共用の給食着からものすごい柔軟剤臭がしていたのに、我慢して給食当番をした後、体調を崩して保健室に行き、養護教諭が「香料アレルギーではないか」と指摘しました。母親は喘息の専門医のアドバイスを受けて、予備の給食着を、この子の専用にするよう担任に訴えました。しかし、予備の給食着を別な子に貸して、柔軟剤臭がついて戻ってきたこともあります。

また、他の子の柔軟剤臭が原因で塾もやめることになりました。四年生の時には、物忘れや視覚・聴覚異常、名前を呼ばれても反応せず、動かないという異変が起きました。「専門医の診断を受け、意見書を学校に提出しましたが理解してくれない」と言います。

奈良県の小学生は、五年生の時に化学物質過敏症を発症し、環境の良い山間地の学校に転校しました。柔軟剤臭の強い子どもから離れて、風通しの良い窓際の席に座れるようにしたり、教科書のインク臭を飛ばしたり、書道や図工の時間も配慮してくれたそうですが、冬に暖房が始まると教室に柔軟剤臭が充満し、登校できなくなりました。放課後、普段使っていない部屋の窓を開けて一人だけで授業を受けたそうですが、柔軟剤臭を避けるため卒業式は欠席しました。

中学校は校舎の建材に反応して入れず、制汗スプレーを使う生徒も多かったと言います。屋外での授業も検討したそうですが、ちょうど近隣住宅の工事も重なり断念しました。担任が家庭訪問をすることになりましたが、持ち込むプリントにも香料が染み付き、担任の衣類も柔軟剤の移り香がしていたそうです。柔軟剤に反応することを伝えても理解してもらえず「高校への進学を検討できる状態ではなかった」と保護者は記しています。

学校の配慮で改善した例

北海道の小学生（シックハウス症候群、化学物質過敏症）は、体育の授業後に体温が上がるせいか、隣にいる児童の柔軟剤臭で吐き気を訴えるようになり、保護者は担任に相談して席替えをしてもらいました。養護教諭が化学物質過敏症の資料を教育委員会に提出し、香料自粛と化学物質過敏症への理解を求めるポスターを作り、校内に貼ってくれました（下欄写真）。

ポスターは「化学物質過敏症で困っている子どもがいます！」「合成香料は、皮膚を刺激したり、脳・神経系に悪影響を及ぼしたりする成分も含まれています」「子どもたちを守るのはわたしたち大人です」と、香料自粛を呼びかけています。

この子が進学した中学校でも校舎にペンキを塗ることになっていましたが、交渉してやめてもらったそうです。ワックスは長期休暇中に塗るようにしてもらい、教室にはロスナイ（換気扇）を二台設置してもらいました。

北海道に住む小学生（化学物質過敏症、電磁波過敏症）は、二年生の頃から症状が悪化し、柔軟剤や合成洗剤を使っている人と同じ教室にいることができません。四年生の時に特別支援学級病弱クラスを開設してもらい、石鹸で衣類を洗う担任と勉強できるようになりました。臭いの強い玄関を通らず、一階教室へ窓から出入りし、登下校する時間帯をずらすことで、なんとか登校できています。ただし、進学予定の中学校では常に無線ＬＡ

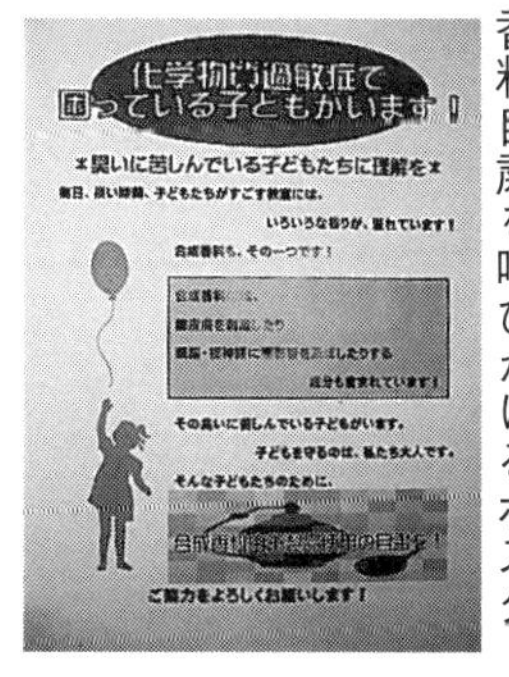

香料自粛を呼びかけるポスター

Nが入っており、このままでは通学できそうにありません。

　この子の妹も化学物質過敏症と電磁波過敏症で、来年、小学校に入学します。合成洗剤や柔軟剤に反応するため、兄と同様、特別支援学級病弱クラスへの入級を希望しています。

　長野県の小学生（シックハウス症候群、化学物質過敏症、電磁波過敏症）の保護者が、校庭の除草剤について相談したら、担任が軽トラックの後ろに鋤をつけて草を抜いてくれました。調理実習では、この子が食べられる食材を使って調理し、みんなと一緒に食べられるようにしてくれました。耐震工事の際は、三カ月分の工事工程表を事前に示してもらい、一週間前と当日に業者から確認・報告を受け、ペンキの臭いが強い日は休ませたり、早退させたそうです。また、四年生の時、上階にあるパソコン教室の電磁波が原因で自分の教室に入れなくなりましたが、パソコン教室のブレーカーと無線ＬＡＮを切ってくれました。

　長野県の中学生は、過敏症ではありませんが、無線ＬＡＮ環境で体調が悪くなるので、保護者が中学校に相談しました。教室や廊下にアクセスポイントがあったので、先生に相談した上で電磁波を測定し、授業で使う時だけ電源を入れ、使い終わったらすぐにオフにすること、なるべく有線で授業をすること、先生のスマートフォンはできるだけ生徒から遠ざけることを依頼し、実践されたそうです。「卒業後も続けてほしい」と保護者は学校に頼んだそうです。

長野県の別な中学生（電磁波過敏症）は、学校無線ＬＡＮの電磁波の影響で、食欲が低下して給食を食べられなくなりました。学校側は教育委員会と相談し、有線にしてくれたのですが、この子の卒業後はまた無線に戻してしまいました。

その子の妹（化学物質過敏症、電磁波過敏症）は、小学校のトイレの改修工事が原因で、数日、休んだことがあります。修学旅行で東京タワーへ行くことになっていましたが、電磁波過敏症のため、送信施設へ行くのは困難です。この子の兄が修学旅行に行った際は、行き先を東京タワーから浅草に変更してくれたそうですが、今回は変更できず、修学旅行に参加できませんでした。保護者は「今だに心の傷がある」と述べています。

東京都の小学生（シックハウス症候群、化学物質過敏症）の保護者は、診断書を学校に提出し、校長と担任に理解を求めました。校長は理解があり、市の担当者と協議して工事の仕様や使用建材を知らせ、工事日程や建材を変更してくれることもありました。校長室で教科書を広げてインクを揮発させてくれたり、ワックスをかける場所・時期を配慮してくれました。

東京都の高校生（シックハウス症候群、化学物質過敏症）は、耐震工事やエアコン設置工事の配慮と、ワックス製品の変更、植栽への消毒中止を要望しましたが、校長は理解せず、嘘をついたり、強い言葉で威圧してきたそうです。東京都にシックスクールマニュアルを作ってほしいと陳情していたので、教育委員会や都議を通じて学校に話してもらっても、校長は対応してくれませんでした。しかし、高三の時に転任してきた校長は過敏症を知っていて、対応をしてくれたので、最後の一年間は、体調不良を訴えることはほとんどありませんでした。

大阪府に住む小学生は、食物アレルギーと日光アレルギーがあり、柔軟剤臭や新建材、有機溶剤に敏感な傾向があります。母親が化学物質過敏症と電磁波過敏症を発症しているので、発症を予防するために、小学校に配慮を依頼しました。農薬散布や工事の際は事前に連絡をもらい、毛虫駆除の薬剤をピレスロイド系のトレボン乳剤から、空気中に揮発せず生態系への影響が少ないＢＴ剤に変更してもらいました。また、この学校は、シックスクール対策用ワックス「サクラ　エクストールコート」を使用しています。

全教室に無線ＬＡＮが設置されていたので、アクセスポイントの電源をオフにしてほしいと相談しました。手元スイッチを寄付し、タブレット式パソコンを使う時以外は、電源をオフにしてもらいました。

この子が二年生に進級すると、パソコンに詳しい先生が担任になり、ノートパソコンをテレビに直結して使うようにしてくれたので、アクセスポイントの電源は常にオフの状態になったそうです。

また、校長の配慮で、入学式の後に香料自粛を保護者にお願いすることができ、自作のチラシも配布させてもらいました、学校の「保健だより」でも、香料自粛と化学物質過敏症を取り上げてくれたので、「柔軟剤の移り香は、こども園に通っていた頃よりも格段に少ない」といいます。

熊本県の小学生（化学物質過敏症、電磁波過敏症）は、柔軟剤や香りのあるものを控えるよう「保健だより」に書いてくれたそうです。しかし、以前住んでいた他県の公立小学校は、「学校側としては通ってほしいとは思っていない」と言い、教育委員会も「インターネットで勉強すればいい」という対応だったそうです。

福岡県の大学生（シックハウス症候群、化学物質過敏症、電磁波過敏症、高機能広汎性発達障害）は、「安全を確保できない」という理由で、複数の小学校から入学を拒否された経験があります。校区外で、特別支援学級のある小学校に入学し、トイレボールの撤去や、石鹸を手洗い場におくこと、この子の教室がある階にワックスを塗らないこと、工事の際は事前に情報を伝えることなどを申し入れました。

小学校卒業後は、病院に入院している子どもが通う特別支援学校病弱ステージに入学。症状や体調不良時の対応をまとめた資料を渡し、教職員に情報を共有してもらいました。体調が悪い時に、教室内で横になれるスペースを確保してもらったり、在学中は工事や害虫駆除、ワックスをかけないことなどをお願いしました。

中学では担任の勧めもあって英語に力を入れ、ＴＯＥＩＣを受験しました。主治医の診断書を提出し、本人が入室できる個室で、整髪料をつけず、柔軟剤臭のしない試験監督についてもらうよう、依頼しました。

高校進学時に、いくつかの高校を見学しました。学校には「義務教育ではないので、無理に進学する必要はないのでは」と言われた一方、県教育委員会は「可能性のある子は積極的に受け入れたい」という意見で、保護者は、「教育委員会と学校現場では、かなり意識が違う」と感じたそうです。その後、奨学金を受けて通信制の大学に進み、経営学を学んでいます。

このように、教職員の理解度によって、子どもが学校で学べるかどうかが変わります。文部科学省には、積極的な情報収集と指導をお願いしたいものです。

Q40 シックスクールで困っている教師もいるのでしょうか？

子どもたちだけでなく、化学物質過敏症や電磁波過敏症を発症した教師も、学校環境が原因で症状に悩まされています。具体的な例を紹介します。

過敏症に苦しむ教職員

Q38で紹介したように、シックスクールの事例を集めたところ、教師として働く方からも報告がありました。

東京都で小学校教員だった女性は、持病が原因で退職し、その後、放課後子供総合プランの学習アドバイザーとして、絵本の読み聞かせや学習指導をしていました。しかし、化学物質過敏症と電磁波過敏症を発症後、交通機関で乗客の柔軟剤やスマートフォンの電磁波に反応するようになり、電車に乗れなくなりました。無線LANでめまいや頭痛、皮膚のヒリヒリ感、吐き気、目・鼻・口の粘膜の痛みなどが起き、「どうしたら復帰できるか途方に暮れている」そうです。

教員免許の更新は一〇年ごとにあり、大学で一日六時間の講義を一週間受けなくてはいけません。しかし大学に通うのは難しいので通信制を選ぶしかないのですが、大学でビデオ講習を三〇時間受講した後、試験を受ける必要があります。「Wi-Fiのないところで試験を受けさせてほしい」と問い合わせましたが、拒否されました。そのため「更新方法に困っている」と言います。

神奈川県の特別支援学校教諭（シックハウス症候群、化学物質過敏症、電磁波過敏症）は、学校改修工事が原因でシックハウス症候群になり、勤務校を変更してもらいました。しかし、屋内プールの塩素でも症状が出るので、水泳指導ができず、校内トイレの合成洗剤のハンドソープも使えません。無添加石鹸を置いてほしいと頼みましたが「自分で使うものを持ち歩くように」と指示されたそうです。

また、校内にワックスを塗る際、「有機リン系可塑剤（かそざい）を含まないものに変えて欲しい」と訴えましたが、この教諭が過ごす部屋に塗らなかっただけで、結局、安全な製品には変えてくれませんでした。

喫煙直後の教員のタバコ臭でも体調が悪化するので、喫煙後、二〇分たってから校内に戻るよう頼んでいます。「授業で使う文房具などで体調が悪くなるので、全教室に換気扇を設置し、ハンドソープなどは純石鹸に変更してほしい」と求めています。

兵庫県の中学校教員の女性は、化学物質過敏症と電磁波過敏症を発症しています。二〇一八年、勤務先中学校の職員室にＷｉ‐Ｆｉの電磁波に反応して、鼻水が止まらなくなるなどの症状が出ました、管理職員は「そのようなことは、聞いたことがない」といいながらも、職員室の机をＷｉ‐Ｆｉアクセスポイントから離れた場所に移し、職員室での作業が辛い時には別室の使用を許可してくれたので、症状は治まりました。

学校環境の改善は、子どもたちだけでなく、教職員にとっても重要です。発症者を少数だからと切り捨てるのではなく、全ての人がともに学び働ける環境にすることは、子どもたちに「将来、どんな社会を築くべきなのか」を示す上でも必要なことではないでしょうか。

教職員の研修と情報公開を

なお、保護者のコメントとして「子どもが学校で苦しんでいることを、文科省が把握していないことが一番の問題。お願いする親がモンスターのように扱われ、対応してもらえないことが多い」、「教師の入れ替わりがあり、教員全体が同じ認識ではない。全体の意識をあげてどのような対応がいいのか、間違った対応でどれほど命を脅かしているのか、正しく研修をしてほしい」と言った声もありました。

ちなみに文部科学省の『健康的な学習環境を維持管理するために』では、工事等を行なう際、工法等を保護者・周辺住民への説明会を行なうなど情報公開に努めること、できるだけ長期休暇中に工事を行なうことを求めています。学期中に施工する場合は、子どもたちが現場付近に近づかないように対策をとる必要がある、としています。

床ワックスもできるだけ長期休暇中に塗り、新学期までに十分な換気をすること、できるだけ揮発性有機化合物を含まない製品を選ぶことを求めました。

農薬や殺虫剤は、子どもたちの健康と周辺環境に影響がない方法を採用し、枝を剪定して害虫の発生を防ぎ、防虫網や粘着トラップなどの物理的な方法を使うよう示しました。止むを得ず薬剤を散布する場合は、児童生徒、保護者、近隣住民にもできるだけ情報公開を行ない、理解を求めるよう明記しました。

さらに、文部科学省は、化学物質過敏症の子どもたちに配慮して、教科書のインク（揮発性有機化合物）を揮発させた「対応本」を配布しています。対応本には、早めに教科書を渡して学校や家で空気にさらしてインクを揮発させる天日干ししたもの、表紙のみカラーコピーしたもの、全ページコピーしたもの、光触媒で化学物質を分解する消臭紙カバーをしたものと四種類あります。

これらの指針が、全教職員に理解されてないのは問題です。過敏症は個人差が大きいので、症状に合わせて柔軟に対応していくことも必要ですから、学校や教育委員会にはモンスターペアレント扱いせずに、保護者の声に耳を傾けてほしいものです。

また、文部科学省もシックスクールの事例を積極的に収集し、情報公開をするべきです。対策が成功した事例があれば、初めて過敏症に接する教職員にとっても、役立つでしょう。そして、学校の環境因子や教職員の無理解によって、学習する機会を奪われる子どもが減るよう、積極的に取り組むべきです。

Q41 自然災害に備えてどのような対策が必要ですか？

過敏症発症者は、地震や台風、水害などの自然災害に備えて、どのような対策が必要なのでしょうか。被災時には、どんな対策が必要ですか。

被災時の対応は

東日本大震災（二〇一一年）のように地震と津波によって複数の県が深刻な影響を受けるものもあれば、熊本地震（二〇一六年）のように特定の地域で長期間地震が続くものまでさまざまです。道路の被災状況、通信インフラの状態なども、災害の状況や規模によって異なるでしょう。

物流が回復するまで一週間程度かかることを考え、米や乾パンなど保存可能な食品をある程度備蓄しておくこと、小型ラジオや、電源不要の電話機や停電対応電話を用意して非常時の情報入手や通信に利用しましょう。また、東日本大震災では津波によって大規模な火災も発生しています。化学物質過敏症の人は、マスクやガスマスクを備えておいた方がいいかもしれません。被災地にとどまらず、遠方の親戚宅などに避難した人もいます。

北海道胆振東部大地震の場合

二〇一八年に起きた北海道胆振東部大地震では、胆振地方中東部を震源とし、最大震度七を記録しました。震源に近い安平町などでは大規模な土砂崩れが発生し、札幌市内でも地盤が軟弱な造成地では液状化現象が発生し、住宅が傾いた地域もありました。

地震による被害は局地的だったのに、道内で発電される電気の半分以上を供給していた苫東厚真火力発電所が破損したため、北海道全域で大規模停電が発生しました。この影響は甚大で、物流がストップし、信号も止まり、キャッシュレス決済もできなくなるなど、大きな被害が起きました。

筆者の自宅も札幌市内にあり、大きな揺れを感じましたが、揺れによる被害は全くありませんでした。停電発生後、家族が車からキャンプ用のランタンを持ってきてくれたので、夜間はランタンや懐中電灯を利用しました。情報を集めるために、電池式の小型ラジオを使いました。ずっとラジオをつけていると頭痛がするので、時々、利用する程度にしました。

朝になっても停電は続き、車のバッテリーから電気をとってパソコンに充電し、ネット回線（有線）にも接続して、情報を収集しました。

自宅周辺には高圧送電線があり、春や秋は低周波磁場が〇・三～〇・四mG、真夏や冬期間は〇・七～〇・八mGあるのですが、低周波磁場の影響がなくなったせいか、筋肉の緊張がなくなって、体が楽になっていくのを感じました。

後日、他の電磁波過敏症患者さんからも「停電の間は体が楽だった」という話を聞きました。

停電は二～三日で復旧しましたが、スーパーからは生鮮食料品やパンなどが姿を消しました。

水を汲み上げる電力が失われたので、水道が機能しなくなったマンションもあり、ペットボトル入りの水も品切れになりました。スーパーもコンビニも自動販売機からも商品がなくなり、あんなに空っぽの商品棚を見たのは初めてでした。商品が並ぶようになったのは地震から約一週間後のことでした。

停電によって、スーパーなどに商品を配送する流通センターの機械が動かなくなり、人間の手で作業を行なったため、物流が停止し、電気が復旧しても滞った作業が解消されるまで時間がかかったようです。被災に備えて、ある程度の食料を備えておきましょう。

黒電話や停電対応電話が必要

筆者は携帯電話を持っていませんが、あるソフトバンク・ユーザーは「端末のバッテリーはあるのに、二時間で使えなくなった」といっています。これは基地局の非常電源がダウンしたためです。

昔の電話機は電話回線から給電して通話ができましたが、近年、電話機は留守録やナンバーディスプレイなど多機能化が進み、電源コードが必要になりました。そのため、停電すると使えなくなってしまいます。

東日本大震災以降、停電対応電話の需要も伸びています。内臓バッテリーを備えて、停電でもファクスの送受信ができる機種もあります。また、通話機能に特化した、電源不要のシンプルな電話機も三〇〇〇円程度で販売されています。非常時に備えて用意しておくのもいいでしょう。あるマンションの管理組合では、保管されていた黒電話を回線につないで、市役所などと連絡を取ったそうです。

従来のアナログ回線なら、電話線が生きている限り、黒電話や停電対応電話で通話ができますが、光回線やADSL回線、CATV回線などを使うIP電話では、光回線終端装置、ケーブルモデム、ターミナルアダプ

電源不要の電話機

パイオニアの「TF‐08‐W」などの電源不要の電話機や、停電対応電話機が販売されている。家電量販店やメーカーに問い合わせたり、インターネットで検索し、自分のニーズに合ったものを選んでほしい。

ターなどが必要ですから、電源がないと動きません。そのため、ＵＰＳ（無停電電源装置）や、市販のバッテリーなどで電源を確保しなくてはいけません。前述したように、車のバッテリーから電力を供給しても大丈夫です。

ただし、マンションなどの集合住宅では、共用部分の機器の電源を確保しなくてはいけませんから、管理会社に確認をとっておくとよいでしょう。

携帯電話の場合は、端末のバッテリーがなくなれば使う事ができません。また携帯電話基地局の非常用電源は数時間から最大で三日分用意されているそうですが、いつ、どの基地局の電源がなくなるかわかりません。

停電に強いのは、電源コード無しで使える電話機や、停電対応の電話機ですから、総務省も「携帯電話の代替手段や予備電源を入手しましょう」と呼びかけています（図41－1）。

被災時の通信規制と公衆電話

大きな災害が発生すると、安否確認の電話が集中し、交換機の処理能力をオーバーして、システムがダウンする可能性があります。そのため、警察や消防などの緊急通信を確保するために、一般の通信を抑制する通信規

ネット回線の種類

光回線は、今、主流の通信回線で、通信速度が非常に早く、通信が安定している。ＡＤＳＬ回線は電話回線だが、通常のアナログ回線より通信速度が早い。ＣＡＴＶ回線は、ケーブルテレビの回線のこと。ＣＡＴＶ回線を通してインターネットにアクセスできる。

制がかけられます。

東日本大震災では固定電話一九〇万回線が被災し、各通信事業者は八〇〜九〇％の通信規制を行ないました。携帯電話の場合は、約一万五〇〇〇もの基地局が停止し、各通信事業者は七〇〜九五％の通信規制を実施しました。

しかし、公衆電話は通信規制を受けません。緊急に連絡を取りたい場合などは、公衆電話を探すといいでしょう。携帯電話の普及にともなって公衆電話の数はどんどん減っていますが、地震や台風の多い日本では、いつ、どこで災害が起きるかわからないのですから、公衆電話をもっと増やすべきです。

日頃から行政への働きかけを

内閣府は、二〇一三年八月、東日本大震災の経験を踏まえ、『避難所における良好な生活環境の確保に向けた取り組み指針』を発表しました。

基本理念として、被災者の年齢、性別、障害の有無などの事情を踏まえて適切に援護することを掲げています。行政に対しては、平常時から防災や福祉、保健衛生の関係部局が中心になって、要介護高齢者や障害者、妊

図41-1　停電時に使える電話・使えない電話

停電時に使える電話
・電源コードがない電話機
・停電対応の電話機（留守録機能のない電話機）
・独自に予備電源を接続した電話機。

電源不要の電話機・
停電対応電話

モジュラージャック

電話回線

停電時に使えない電話機
・電源コードのある電話機
・光回線 /ADSL 回線を使用した IP 電話
・CATV 回線を使用した固定電話・IP 電話・ISDN
＊停電対応の電話機は利用可能。平常時に電源コードを抜いても通話できるか確認を。

モジュラージャックまたは電話接続ユニット

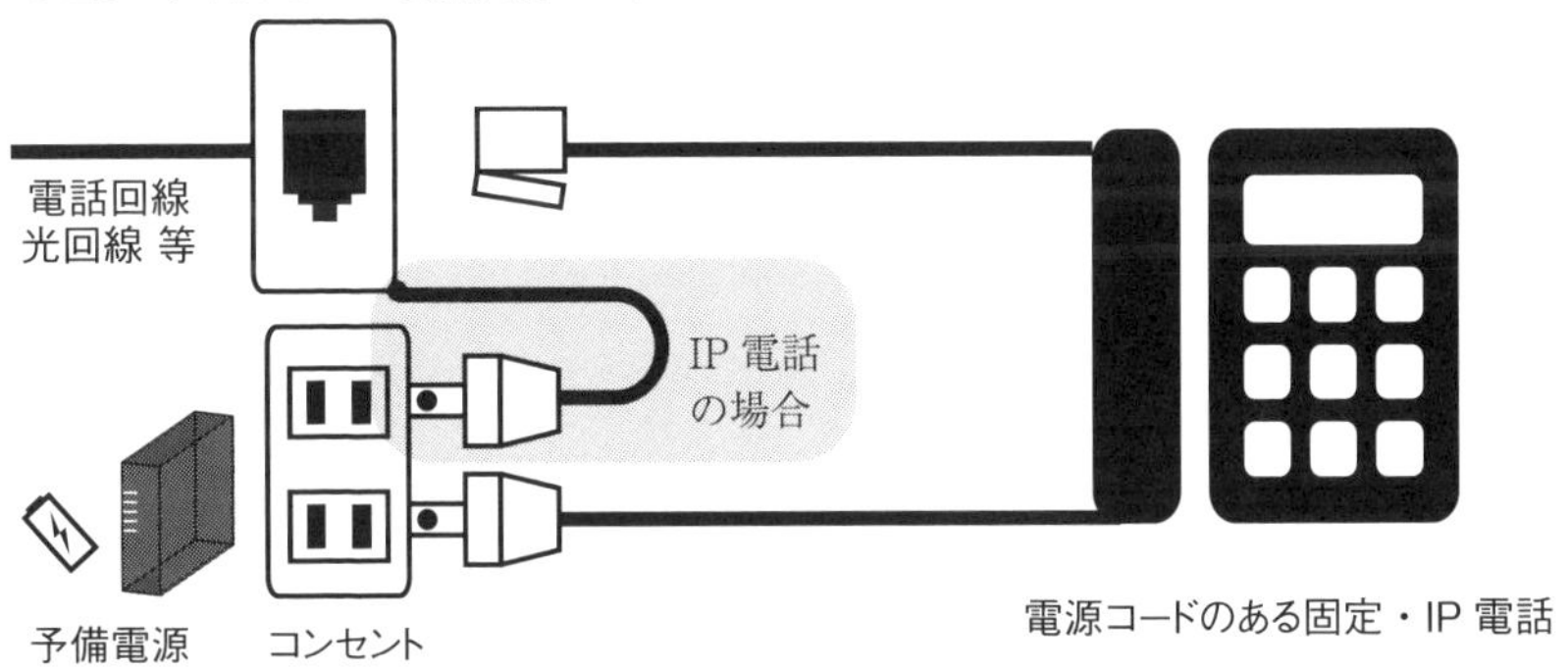

出典：総務省「電話・FAX にはご家庭の電気が必要です」

産婦、乳幼児、アレルギーなどの慢性疾患のある人や在宅者の支援も視野に入れて連携し、災害時の対応や役割分担を決めておくように求めています。日頃から過敏症発症者が反応する物質や望ましい支援について、自治体の関係部局と相談しておくと役立つかもしれません。

避難所については、施設のバリアフリー化が望ましい、と記しています。指針の「要配慮者に対する支援体制」では、「避難所内での要配慮者用スペースの確保」を求めています。これに基づいて、一般の人が持ち込む化学物質や電磁波を避けられる部屋に入れて欲しいとお願いすることも可能でしょう。ただし、被災時は相当の混乱が予想されますから、必ず実現できるかどうかわかりません。やはりあらかじめ交渉しておく必要がありそうです。

また、食物アレルギーの避難者に対応するため、避難者がアレルギーを起こす食品について示すことや、食事の原材料を表示して避難者が確認できるようにすることも求めています。

なお、大勢の人が集まる避難所は、化学物質臭が強くなります。熊本地震では患者会の働きかけによって、ポリフィルムで覆ったテントを用意し、中に空気清浄機を置いた簡易シェルターが設置されました。同様のシェル

安全な避難場所を

アメリカ建築科学研究所（ＮＩＢＳ）の報告書『Indoor Environmental Quality（屋内環境質）』（二〇〇五年）でも、過敏症患者が利用できるよう、公共・商業施設に化学物質や電磁波のない部屋を設けるよう求めているが、日本の避難所でも同様に、せめて一室だけでも過敏症患者が利用できる部屋（化学物質対策や電磁波シールドした部屋など）を作るよう、求める必要がある。

ターを設置できるよう、自治体に働きかけておいたり、化学物質・電磁波過敏症患者に必要なケアと可能な対策を、自治体と事前に協議しておくことも必要です。

避難所として利用される学校の体育館には、無線LANの配備が進んでいます。停電で稼働しなければ問題ないのですが、大勢の人が無線LANを利用して連絡を取ったり、情報収拾を始めれば、電磁波過敏症患者は体育館にいられないでしょう。

電磁波のない空間を用意してもらう、またはシールドクロスを備蓄してもらうなどの要請も必要です。

[著者略歴]

加藤やすこ（かとう　やすこ）

1966年北海道生まれ。環境ジャーナリスト。化学物質過敏症、電磁波過敏症発症後は、これらの環境病をテーマに執筆。訳書にザミール・P・シャリタ博士著『電磁波汚染と健康』、著書に『電磁波による健康被害』、『電磁波過敏症を治すには』、『シックスクール問題と対策』、『危ないオール電化住宅（増補改訂版）』、『ユビキタス社会と電磁波』（いずれも緑風出版）、『電磁波から家族を守る』（企業組合建築ジャーナル）。共著に『本当に怖い電磁波の話　身を守るにはどうする？』（金曜日）など。電磁波過敏症の研究の第一人者、オーレ・ヨハンソン博士（カロリンスカ研究所、スウェーデン）との共著論文も発表。

電磁波過敏症の患者会『いのち環境ネットワーク（https://www.ehs-mcs-jp.com、旧・VOC-電磁波対策研究会）』代表。同会サイトでは海外の文献の訳文なども紹介し、ダウンロードできる。

[医学監修者略歴]

出村　守（でむら　まもる）

1953年北海道生まれ、札幌でむら小児クリニック院長。北海道立札幌医科大学卒。国際協力事業団のウイルス学専門家としてケニア共和国に派遣され、同国でのウイルス性下痢症の疫学研究に従事。アメリカ合衆国テキサス州ダラス市にある環境医学センター（EHC-D）でウィリアム・J・レイ教授のもと、臨床環境医学を1週間の短期コースで3回研修した。北里大学眼科では、石川哲教授、宮田幹夫教授のもとで臨床環境医学外来の短期コースで研修。日本環境医学学会評議員。医学博士および日本小児科専門医。

新 電磁波・化学物質過敏症対策

――克服するためのアドバイス

2004年11月20日　初版第1刷発行　　定価1800円＋税
2008年　5月20日　初版第2刷発行
2013年　3月31日　増補改訂版第1刷発行
2020年　2月25日　改訂新版第1刷発行
2024年　5月30日　改訂新版第2刷発行

著　者　加藤やすこ ©
監修者　出村　守
発行者　高須次郎
発行所　緑風出版
〒113-0033　東京都文京区本郷2-17-5　ツイン壱岐坂
［電話］03-3812-9420　［FAX］03-3812-7262［郵便振替］00100-9-30776
［E-mail］info@ryokufu.com［URL］http://www.ryokufu.com/

装　幀　斎藤あかね　　カバーイラスト　Nozu　　イラスト　堀内朝彦
制　作　R 企 画　　印　刷　中央精版印刷
製　本　中央精版印刷　　用　紙　中央精版印刷　　E1500

ISBN978-4-8461-2002-3　C0336